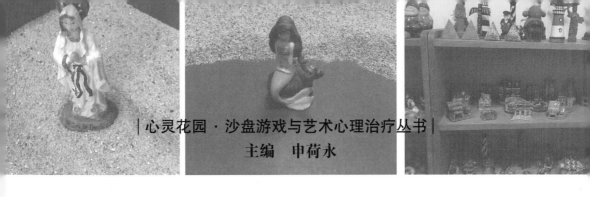

| 心灵花园·沙盘游戏与艺术心理治疗丛书 |

主编　申荷永

沙盘游戏
过去、现在和未来

Sandplay
Past, Present & Future

[美] 瑞·罗杰斯·米切尔（Rie Rogers Mitchell）
哈里特·S. 弗里德曼（Harriet S. Friedman）　／著

张　敏　高　超　宋　斌／译

武　敏／审校

U0385838

中国人民大学出版社
·北京·

"心灵花园·沙盘游戏与艺术心理治疗丛书"编委会

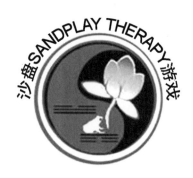

华人心理分析联合会

华人沙盘游戏治疗学会

广东东方心理分析研究院

策划出版

澳门基金会（澳门城市大学心理分析与沙盘游戏研究项目）

广州市教育科学"十一五"规划课题（项目编号10C034）

资助与支持

主编： 申荷永

顾问： Ruth Ammann(瑞士)　Harriet Friedman(美国)

编委： 刘建新　高　岚　范红霞　张　敏　陈　侃

王求是　李江雪　李春苗　江雪华　冯建国

徐维东　蔡成后　项锦晶　柳蕴瑜　宋　斌

Eva Pattis Zoja　Paul Kugler　Rie Rogers Mitchell

总　序

　　"一沙一世界，一花一天堂。手中拥有无限，刹那便成永恒。"布莱克这首《天真的预兆》也是沙盘游戏与艺术心理治疗的写照。在我们看来，艺术关乎心灵，艺术中包含着人类古朴的心智，沙盘中展现出美妙的心灵花园，这便是沙盘游戏与艺术心理治疗的生动意境。把无形的心理内容以某种适当的象征性的方式呈现出来，从而获得治疗与治愈、创造与发展以及自性化的体验，便是沙盘游戏与艺术心理治疗的无穷魅力和动人力量之所在。

　　"心灵花园：沙盘游戏与艺术心理治疗丛书"是国内首次系统介绍沙盘游戏的一套著作，在国际心理分析学会（IAAP，International Association for Analytical Psychology）、国际沙盘游戏治疗学会（ISST，International Society for Sandplay Therapy）、华人心理分析联合会（CFAP，Chinese Federation for Analytical Psychology）、华人沙盘游戏治疗学会（CSST，Chinese Society for Sandplay Therapy）、广东东方心理分析研究院、澳门基金会、澳门城市大学的支持下完成。丛书缘起于 2002 年第二届"心理分析与中国文化国际论坛"，哈里特·S. 弗里德曼（Harriet S. Friedman）和伊娃·帕蒂丝·肇嘉（Eva Pattis Zoja）等国际著名沙盘游戏治疗师以"沙盘游戏治疗"为主题，在广州珠岛宾馆做了三天会前工作坊，开始了国际沙盘游戏治疗学会在中国的正式培训。

　　2003 年，在美国西雅图第 17 届国际沙盘游戏治疗学会年会期间，国际沙盘游戏治疗学会及美国沙盘游戏治疗师协会的主要负责人专门组织了关于"沙盘游戏在中国的发展"的研讨，其中就确定了本丛书的选题和工作计划以及丛书编委会的组成。作为丛书主编，很荣幸能有凯·布莱德威（Kay Bradway）、黑格曼（Gretchen Hegeman）、哈里特・S. 弗里德曼、茹思・安曼（Ruth Ammann）、伊娃・帕蒂丝・肇嘉、瑞・罗杰斯・米切尔（Rie Rogers Mitchell）、巴巴拉・图纳（Barbara A. Turner）、乔西・考宁汉（Joyce Cunningham）等加入我们的工作。

　　选入丛书的译著，都是沙盘游戏治疗的经典和最新代表作，包括瑞・罗杰斯・米切尔和哈里特・S. 弗里德曼的《沙盘游戏：过去、现在和未来》、茹思・安曼的《沙盘游戏中的治愈与转化：创造过程的呈现》以及伊娃・帕蒂丝・肇嘉的《沙盘游戏与心理疾病的治疗》等。丛书的译者队伍基本上由心理分析方向的博士和硕士组成，他们都具有沙盘游戏的实践体验，都曾参加过国际沙盘游戏治疗学会认可的专业培训。

　　沙盘游戏从创意的产生到正式创建，再到国际学会的成立及在全世界具有广泛影响，几乎已有了百年的历史，在百年的历程中也获得了自身的发展与成熟。在我们的理解中，沙盘游戏不仅是心理分析的重要方法和技术，也是心理分析理论的重要发展。在中国文化的基础上，我们曾把心理分析的目标阐释为三个层面：安其不安与心理治疗、安其所安与心理教育和安之若命与心性发展，三者合而为一始为完整的心理分析。沙盘游戏也是如此，它不仅是一种心理治疗的方法，能够广泛地适用于诸多心理疾病的治疗，也是一种心理教育的技术，能够在培养自信与人格、发展想象力和创造力等方面发挥积极的作用，同时，以整合意识与无意识为目标的沙盘游戏，可以促进自性的成长和心性的发展，从而获得真实的自性化体验。

申荷永

华人心理分析联合会会长

华南师范大学、澳门城市大学教授

国际心理分析学会心理分析师

国际沙盘游戏治疗学会沙盘游戏治疗师

2014 年 8 月

本书献给我们的丈夫——Rex C. Mitchell 和 Richard E. Friedman，他们的耐心、充满爱意的友谊，一直是我们无尽灵感之源泉，是我们探险途中的支持与帮助。

序　言

　　我很高兴为我的朋友哈里特·弗里德曼和她的同事瑞·罗杰斯·米切尔所著的这本关于沙盘游戏的书写一个序言。《沙盘游戏：过去、现在和未来》一书密切关注着沙盘游戏这一主题，由于沙盘游戏不仅影响地域广而且创立时间长，因此其重要性不容忽视。在《忒弥斯》（*Themis*）一书中，简·哈里森（Jane Harrison）写道："在古代，一个孩子的玩具不仅仅是用来玩的东西，而且是引发善的护身符，能预防邪恶的影响。"因此，游戏被认为有着社会的和个人的意义。确实，它能进入所有心智活动的领域，特别是那些富于创造性的领域。

　　是梅兰妮·克莱因（Melanie Klein）抓住了游戏和玩具的重要意义，认为它们描绘、指向或象征着儿童最深厚的情感。就是她，在1926 年，抓住了它们的意义，将游戏引入儿童精神分析当中。正是玩玩具的游戏，揭示了潜藏在婴儿期、童年期和成人期的发展根源之中最原始的无意识成分。

　　克莱因的一位同事，苏珊·艾萨克斯（Susan Isaacs），被她的发现深深打动，开始从克莱因的立场在剑桥的麦芽屋学校对儿童进行研究。研究报告并不单纯是关于儿童游戏的，但游戏在自发的行为、思维和情感等方面被赋予极其重要的地位；同时，它把游戏作为教育的过程而包括进来。她的研究给教育家们以启发，他们越来越多地将游戏包含在课程当中。在这些教育家当中就有玛格丽特·加德纳（Margaret Gardner）博士，她在利兹市教师培训学院担任教育学讲师。她在《儿童的游戏中心》（*The Children's Play Center*）一书的前言中说道：

　　　　当我们最初开办游戏中心的时候，我们禁不住感到有些焦虑，因为担心在有限的空间和手头有限的时间里我们不能为孩子们做任何有价值的事情。我们原本不必有疑问的。孩子们没有一丝担心。从游戏室的门第一次被打开那一刻起，一个星期里的那两小时的时间看起来成了他们生命中的北极星。对于我们所有人，对于学院和对他们开放的所有资源与体验，孩子们的态度都是直接而自信的。他们知道他们需要的是什么……

后来，我们意识到我们所遭遇的不仅有对于游戏的渴求，还有对于各种体验的渴求、对于创造性的和极富想象的活动的渴求、对于安全与陪伴的渴求。总而言之，是一种灵魂的拓展和对生命本身的渴求。

同时，除了在许多精神分析师当中引发的热情之外，还产生了一种治疗方法，特称为"游戏疗法"。在游戏疗法中玩具被采用，而治疗师采取一种宽容的、显得有点被动的态度。这一疗法现在广为流传。

我想我现在已经充分地谈及了游戏是治疗性的这一新的知识的来源，同时也描述了它所产生的广为传播的热忱，特别是在那些投身于儿童心理治疗和教育的人们中。

就是在这一背景下梅兰妮·克莱因与安娜·弗洛伊德（Anna Freud）之间产生了激烈的有时甚至是痛苦的冲突。她们争论的主题是，在儿童的精神分析治疗中应使用何种技术。这些冲突占用了太多的精力，以至于没有留下太多的空间来考虑玛格丽特·洛温菲尔德（Margaret Lowenfeld）的工作。她又有什么成就？

我认为发明一种研究儿童身上所发生的心理动力过程的方法是了不起的成就。洛温菲尔德提供了一个小型的沙盘和随着时间的流逝数量不断增加的玩具。孩子们被邀请去选择他们想要的玩具，然后用它们在沙子上创作"图画"。结果令人瞩目，同时我也与她取得了联系。由于她对于原型的兴趣，我们的联系可以以某种方式来发展。她发现，同时我也发现，在儿童的游戏中出现了原型的结构（archetypal configuration），而她想知道采用什么类型的玩具可以帮助探测出这些原型。我对于如何引发这些原型不太擅长，只是在提供特定的让儿童

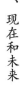

2

沙盘游戏：过去、现在和未来

以原型的方式或其他方式来表达他们自己这一方面有些经验。然而，我觉得沙盘和用来游戏的玩具可以促进我所做的工作，于是将它们引入我的治疗当中。我这样做了，但最终却放弃了。我在这里提到它只是为了表明我与玛格丽特形成了一种相当亲近的关系，使我有可能在爱玛·荣格（Emma Jung）的要求下，安排了她与多拉·卡尔夫（Dora Kalff）的会面。这也是"沙盘游戏疗法"这一如今广为流行且让对其感兴趣的荣格学派心理分析师在其儿童心理治疗中大获成功的治疗方法的来源之一。

也许说明一下我为什么停止对洛温菲尔德的支持是很有意思的，因为这能简要说明我为什么不再使用沙盘。她所采用的儿童治疗方法涉及某种非个人化的成分。许多儿童的游戏是在与其他人有关的情形下进行的：首先，由乳房扩展到母亲的其他部位，然后扩展到他自己的身体，后来父亲和兄弟出现在场景当中，最后家庭以外的其他人也被纳入进来。确实也有像荣格所致力于的那种作为他直面无意识的开始的个人单独的游戏，但消除大多数游戏中的个体的天性是一个错误。这种非个人化的倾向还体现在洛温菲尔德避免移情的尝试当中，她不让儿童只拥有一个治疗师，而是在几个治疗师之间进行转换。而且，如果一个孩子需要把一切搞得一团糟，他就会被转移到一个特别的房间，那里提供了设施让他这样做。

我这样说，并不是想声称沙盘游戏疗法对于儿童而言是没有价值的。他们能从中受益，就像能从所有的游戏中受益一样，尽管我对它是持批评态度的。这一游戏的特殊形式完全可以被称为治疗性的，同时它还能提供重要的科学数据。

迈克尔·福德汉姆（Michael Fordham）
1990 年圣诞日（12 月 25 日）

前　言

　　本书的结构就像沙盘游戏展开的过程一样——既是有组织的，又是流动的——带来的诸多惊喜是起初料想不到的。一开始，我们的初衷是想写一本有关沙盘游戏的介绍性手册。在这项工作的准备和研究过程中，我们发现沙盘游戏有着丰富而久远的传统，可以追溯至大约65年以前。这给我们留下了深刻的印象。就在我们阅读这些历史性文献时，我们惊讶地发现了它们与当代心理治疗师的联系。

　　沙盘游戏（sandplay）这个术语由多拉·卡尔夫创立，这一术语使荣格学派的技术与玛格丽特·洛温菲尔德的"游戏王国技术"（World Technique）区分开来。而沙盘疗法（sand tray）一词作为通用术语，特指在一个浅的箱子中装上部分沙子，并在上面摆放一些缩微模型（沙具）的技术。不幸的是，有关沙盘的许多早期工作现在已无迹可寻，研究者费尽心血找到的也只是一些已不再印刷的用多种不同的语言写成的有关沙盘疗法的文章。意识到这一点以后，我们将编写沙盘游戏手册的工作放了下来，而是去整理收集到的文章，这样，我们可以揭示沙盘游戏的先驱者所做出的贡献，是他们将心理治疗和研究的边界推向了非言语领域。

　　所发现的有关这些杰出先驱者的资料使我们深深着迷。对于他们中的某些人，这一非言语的方法起源于他们自身的个人经历，并且成为其一生的追求；而其他人在某一短暂的时期内被深深吸引，他们的研究扩充了我们的知识，然后他们将精力投放到了其他的领域；还有一些是极好的老师，他们激发了临床医生的想象力，这些医生日益感觉到需要一种更富象征性的、非言语的方法。

　　在沙盘疗法过去65年的历史当中，发生了许多共时性的事件，而每一事件都支持着，并且促进了这一媒介的成长与发展。其中之一是儿童精神病学家玛格丽特·洛温菲尔德对于威尔斯（H. G. Wells）的书《地板游戏》（*Floor Games*）及其在与儿子游戏时所采用的缩微模型的记忆。借助这一记忆，同时观察到用言语同儿童交流是有限的沟通方式，洛温菲尔德的灵感被触动了，她在她的治疗游戏室中加入了缩微模型，让孩子们使用。在这一背景下，孩子们自然而然地将缩微模型放入一个小而浅的沙盘中，来创作各种场景或图画。因此，在1929年，洛温菲尔德的"游戏王国技术"问世了。

当时，在儿童心理治疗方面，伦敦是许多新观念滋生的沃土。1926年，在欧内斯特·琼斯（Ernest Jones）的邀请下，梅兰妮·克莱因由柏林来到英国。她在伦敦精神分析诊所工作（Sayers, 1991），并在西格蒙德·弗洛伊德的理论基础上发展她自己的儿童心理治疗理论。她使用玩具来激发孩子的想象力，通过强调对早期与母亲关系（客体关系）的内化来解释儿童的游戏，并强调这种内化对于儿童-治疗师的关系（移情）的影响。1939年，安娜·弗洛伊德移居伦敦，一段时间后建立了一个日间看护与儿童治疗诊所。在临床工作中，她强调对性心理发展的几个阶段的解析。与克莱因不同的是，安娜·弗洛伊德相信移情不会发生在年幼儿童身上，因为他们正处在发展母子关系的过程中，这排除了将那些情感转移至治疗师的可能。迈克尔·福德汉姆，一位英国的荣格心理分析师，也住在伦敦，并从事儿童工作。他提出了一个系统的、以经验为根基的发展理论（基于对婴儿的观察及临床的研究），以证实自性（Self）的早期发展。大约在同一时期，苏珊·艾萨克斯与维尼考特（Donald W. Winnicott）这两位在儿童发展及治疗领域更杰出的领袖人物，也在伦敦开展工作。在这一以精神分析为导向的环境中，洛温菲尔德特立独行，有着自己独到的见解。她相信，理论应该通过观察从儿童身上表现出来的东西来发展，而不是依据已建立的，也许是通过分析成人而发展起来的理论，来观察儿童的行为。因此，她的技术被用来促进儿童与她之间没有任何阻碍的交流，以便更清楚地理解到底发生了什么。正是在这一众多观点交织的熔炉之中，一种新的治疗方法——游戏王国技术——诞生了。

几乎同时，在全世界的好几个地方，为了治疗或诊断的目的而在一个特定的空间使用缩微模型这一理念，开始独立地出现了，这也证明，使用这类方法的时机已经成熟。就在洛温菲尔德于伦敦发展出游戏王国技术以后不久，艾里克森（Erik Erikson）在 20 世纪 30 年代于哈佛大学提出了"戏剧创作测试"（Dramatic Productions Test, DPT）。艾里克森首先采用戏剧创作测试来研究一群哈佛大学学生的发展与性格形成，测试通过检验他们在一特定的空间怎样放置缩微模型来进行。后来在 40 年代，艾里克森又一次采用戏剧创作测试来对 100 个青少年的发展进行了为期 3 年的研究。同样在 40 年代，儿童心理治疗师冯·斯坦布斯（Gerdhild von Staabs）在德国创建了"场景测试"（Sceno-Test），它是针对儿童设计的一种诊断性技术，在测试中，儿童采用人物的缩微模型来创作一个场景。后来在 50 年代，墨菲（Lois Barclay Murphy）开发了"缩微玩具访谈"（Miniature Toy Interview），他在纽约州的莎拉·劳伦斯学院的幼儿园采用缩微模型来评估儿童的自由游戏。其目的是评估与儿童气质和对生活空间的知觉相关的需要、驱力、问题和自我结构。令人吃惊的是，在他们工作的初始阶段，洛温菲尔德、艾里克森、冯·斯坦布斯和墨菲相互之间都对其他人的研究毫不知情。

沙盘游戏技术的成长过程中，另一个促进因素是它吸引了许多不同理论取向的治疗师，他们能够将沙盘游戏技术结合到他们的工作当中。洛温菲尔德（1979）自己也相信，这一技术不受任何理论偏见的束缚：

> 一个精神分析师能够发现与性有关的主题，有时是显而易见的，有时是象征性地呈现的，因为性确实在儿童的"游戏王国"图景中扮演了部分角色。阿德勒式的分析师会毫无疑问地找到权力情结……"游戏王国"的工具应当也合乎荣格学派心理分析师的心意，当他们看到"游戏王国"的柜子中装满已经完成的原型象征时。（Lowenfeld，1979：7）

洛温菲尔德相信她的方法可以被各种理论取向的治疗师采用，这一点已经由大量的将沙盘整合进自己的理论框架中的人证实。例如，夏洛特·布勒（Charlotte Bühler），一位维也纳大学的教员，后来在南加利福尼亚大学任教，在 20 世纪 30 年代早期于伦敦注意到洛温菲尔德的工作后，将游戏王国技术结合到她的研究工作当中。她把它当作一种跨文化工作的诊断工具，并作为一种确定儿童和成人的心理健康程度的方式。其后，布勒发展出了"游戏王国测试"（World Test）（后来被称作"玩具王国测试"），该测试通过将某种类型的沙盘与特定的行为联系起来，生成标准的数据。反过来，布勒又影响了许多其他的研究者和从业者，其中包括法国的临床医生亨利·亚瑟斯（Henri Arthus），他在 1939 年发展出了"村庄测试"（Village Test），并把该测试作为一种诊断工具。随后，亚瑟斯的工作和著作吸引了几位法国心理学家，其中包括皮埃尔·马彼力（Pierre Mabille），他于 1945 年发展出了他自己的"村庄测试"，还有罗杰·墨彻里（Roger Mucchielli），他于 1960 年发表了他的"想象村庄测试"（Test of Imaginary Village）。

在瑞典，洛温菲尔德的影响以另一种形式显现。古德润·塞兹（Gudrun Seitz），斯德哥尔摩艾里卡学院的创建者，在 20 世纪 30 年代拜访了洛温菲尔德，带回了使用缩微模型和沙子的理念。在 20 世纪 40 年代，哥斯塔·哈丁（Gosta Harding），艾里卡学院的一位精神病学家，采用这些材料发展出了艾里卡方法，它后来在瑞典成为广泛使用的诊断测试。

洛温菲尔德的影响还扩展到了更远的地方——她也影响了多拉·卡尔夫，荣格在瑞士的一个学生和同事。1937 年，洛温菲尔德在巴黎举行的一次国际性会议上展示了一个使用游戏王国技术的案例，荣格也参加了这次会议。大约 17 年之后，卡尔夫出席了洛温菲尔德于苏黎世所做的一个报告会后，向荣格表明了想与洛温菲尔德一起工作的想法。荣格回想起他参加过的那次会议，并鼓励卡尔夫与洛温菲尔德一起进行研究。荣格本人已经意识到他自己的想象力所具有的治愈力量。通过将她的荣格学派背景与洛温菲尔德的技术相结合，卡尔夫在沙盘中加入了另一个非常有意义的临床的维度，将一个象征性的、原

4

型的理论取向与洛温菲尔德的视角结合起来。卡尔夫强调了在一个安全而受保护的空间使用沙盘的重要性，因为这一空间能够使得来访者与无意识接触，并表达前语言的体验和受阻的能量。她发现这种表达激发了重生和治愈的能量。这一过程加强了无意识的自性（人类精神的源泉）和自我（意识觉察与选择）之间的联系，促使心灵能量得以重置并能正常运行，并使心灵本身自然地运行。荣格将心灵的自我治愈倾向比作身体的愈合。他说："就像身体以一种有目的的方式对伤害、感染或生活的非正常方式做出反应一样，心灵也能够以一种有目的的防御机制来对这些不自然的或危险的干扰做出反应。"（Jung，1960：253）卡尔夫的沙盘游戏方法就是基于这一基本的假设，认为心灵可以被激活，从而以有目的的、自我愈合的方式向前发展。

在奥地利，后来在美国，精神分析取向的临床医生赫达·波尔加（Hedda Bolgar）和费舍尔（L. Fischer）发展出了"微型游戏王国测试"（Little World Test），并将它作为诊断用的投射工具。在英国，茹思·鲍耶（Ruth Bowyer），布里斯托大学的一位教员，后来又在格拉斯哥大学任教，发展出了游戏王国技术的标准，并用它来测定耳聋儿童的情绪调节能力。

尽管在一段时期，洛温菲尔德的游戏王国技术被大量用于诊断，但现在它的投射-诊断的功能已经消退（尽管研究的发现依然是正确而中肯的），而其治疗的用途更为人接受。如今，它最主要的用途是自我表达和治愈的治疗工具，因为沙盘在治疗中提供机会，将心、身与想象的结合更充分地表达出来。尽管依然有不少人在按洛温菲尔德的方法进行治疗，也有治疗师按自己独特的方式在沙盘中使用沙子及缩微模型，卡尔夫式的沙盘游戏却是当今世界范围内主要的沙盘治疗方法。

今天，沙盘游戏实践中通常会用到两个有着特定尺寸的沙盘（一个是湿的，一个是干的），其底部和侧面四周被涂上蓝色来代表水或天空。在治疗师介绍了游戏程序，给予来访者一个机会去接触并把玩沙子之后，来访者就可以到附近的架子上选择缩微模型（沙具），并将它们放在其中的一个沙盘中来构建场景。在创作沙盘图的过程当中，治疗师变成了这一过程的"沉默见证者"。对沙盘的解释一直延迟到来访者完成了一系列的沙盘以后，这样，游戏过程可以自然而然地展开，不会受到理性思维的干扰。在每一次沙盘完成以后，就把沙盘图拍摄下来。一段时间以后，治疗师和来访者就可以一起回顾所有的照片（或幻灯片）。这时认知的觉察与深层的沙盘感觉体验相结合，通常会带来一种全新的顿悟。

在整个历史的进程中，对于童年的看法本身已经经历了极大的变化。只有在最近，童年才被认为是一个人生命周期中成长最关键的时期。纵观历史，儿童的意象激活的是一个普遍的原型，与关爱和慈悲有关的原型，但在现实中，也只是在最近一段时期，婴孩与儿童才被认为是有价值的人，他们的生命也是不能被随意处置的（Schorsch，1979）。这是可以理解的。因为在早些时期，婴孩/儿童的死亡率居高不下，只有孩子长大，足以幸存下来，父母才会与孩子形成紧密的关系纽带。相比之下，今天，婴儿期与童年期都不像以前那样是在身体方面有危险的时期，因此，父母可以全心全意地来关爱孩子，拥抱孩子的童年。童年现在被视为一个极其关键而重要的阶段。现在，成人甚至还要从儿童和他们的游戏中找寻研究想象力和创造力的线索。一个有力的例证就是沙盘的使用，它是为儿童的自我表达发展起来的工具，现在正让成人和孩子们一起受益。

"沙盘游戏"这个名字最初也许会在成年人心里引发一种消极的回应，直到他们自己去直接地体验这一过程本身。尽管人们承认从古至今儿童一直在游戏（参见福德汉姆为本书所写的序言；Lowenfeld，1935），但今天，在我们的社会以及某些心理治疗的圈子内，游戏的益处仍未得到完全认可。这种对自发的、创造性的、不聚焦的、更女性化的部分的排斥，表明了社会上普遍存在的父权态度，它重视聚焦的、理性的思维。

在当代的沙盘游戏领域，游戏被认为是促进治愈的重要成分之一，因为它鼓励对思维与认知领域的必需的超越。卡尔夫认识到象征性的游戏在无意识与意识心理之间创造了一种对话（Dukes，1992）。斯图尔特（Stewart，1981）的话也反映了他对于游戏的这一观点：

……孩子的象征性游戏看起来是为童年期的自性化过程服务的……通过在自我-意识与无意识之间建立桥梁并使创造性想象成为可能这一双向的功能，它最终揭示了……自性的表达。……对于成人而言……沙盘游戏可以提供荣格所描述的那种进入的仪式（rite d'entrée）。通过再一次像孩子一样郑重其事地游戏，成人可以唤醒迷失的记忆，释放无意识的奇思妙想，并在此期间，将和谐的意象与自性化过程的整体感汇聚并展现。（Stewart，1981：35-6）

除了游戏之外，布莱德威（Bradway，1987）还引述了在沙盘游戏中促进治愈的其他重要因素：一个由治疗师创造的自由而受保护的空间，以及同时采用土地和水的元素来促进一种"凝结"的体验（也就是赋予内在的意象和体验以具体的真实性）。在一个"包容"的空间里将这些因素结合起来，就能使富有童趣的、充满创造力的想象的能量自然地展现出来。

迈克尔·福德汉姆为本书所写的序言在有关沙盘的使用方面暗示了一种长期以来存在的矛盾心理。福德汉姆自己最终放弃了沙盘的使用是因为：（1）他觉得它不能从个体方面为治疗师与儿童之间产生移情创造条件；（2）他反对洛温菲尔德有意地尝试在她的临床工作中让孩子定期地从一位治疗师转移到另一位治疗师以避免移情。然而，从沙盘的早期发展阶段开始，由于卡尔夫式的沙盘游戏得到了很大的发展，它强调治疗师创建一个自由而受保护的空间的绝对重要性，因此与早期洛温菲尔德式的模式相比沙盘游戏已经有了根本的改变。当今，大家有一种共识，那就是只有在治疗师-来访者之间存在充分的移情时——这一移情也许出现在沙盘内，也许存在于关系当中——在深层次上进行治疗工作才有可能。关于移情的问题将在第八章详细讨论。

在《沙盘游戏：过去、现在和未来》一书中，我们尝试着把这一特别的治疗方法的丰富多彩的历史介绍给沙盘游戏取向的临床工作者、学生和教师。确实，任何一个投身于治愈的艺术，对无意识的过程开展工作的人——不管是通过艺术、梦、运动、积极想象，还是指导下的意象——都会从这些非言语领域的杰出先驱者的历史中找到灵感。本书对于那些与需要在最深的前言语的水平上进行治愈的来访者打交道的临床工作者而言，尤其具有价值，因为沙盘游戏能增进对心灵的了解，有助于破译来自无意识的信号。那些与言语水平有限的来访者（如年幼儿童、存在发展障碍的个体，以及那些母语与治疗师的语言不同的来访者等）打交道的治疗师都会发现本书的价值。另外，注重科学性的读者将会对书中罗列的过去与现今的研究发现非常感兴趣，而对心理学历史感兴趣的读者将会发现沙盘游戏的诞生和发展历程，是一段引人入胜、环环相扣的历史。

《沙盘游戏：过去、现在和未来》一书的前七章讲述了沙盘游戏的历史渊源，包括这一技术的创新者的生平背景，并讨论了他们的重要著作及研究发现。第八章探讨了从这一璀璨多姿的历史画卷上涌现出来的五种主要的治疗流派。最后一章通过直面出现的问题和人们所关心的问题，并通过建议怎样在未来更好地解决这些问题，探讨了沙盘游戏治疗方法的未来。每一章的结论后面都列有该章的参考文献。本书的最后列有关于沙盘游戏的综合资料，其中包括与沙盘游戏有关的录音带、录像带。

由于沙盘游戏是为数不多的几种不需要言语技巧来理解心灵的表达性治疗技术之一，它已经成为一种跨文化的方法，在全世界被普遍采用。随着沙盘游戏的使用范围的扩大，沙盘游戏的艺术已经处于其历史阶段的十字路口。先驱者们已经逝去。为了使沙盘游戏继续成长，且能够朝着越来越有意义的方向发展，那些使用沙盘游戏的人们应当对其过去与未来有一个全面的把握，这一点非常重要。只有从这一视角出发，才能对沙盘游戏将来的发展方向做出深思熟虑的、有意识的预见。

我们希望本书能为研究者与临床工作者提供有关沙盘游戏的基础知识，这一基础建立在过去的发现和当今的潮流之上。带着这种广阔而坚实的基础视角，未来的从业者和研究者将能更好地武装自己，来理解反映在沙盘游戏当中的心灵活动。

瑞·罗杰斯·米切尔

哈里特·S. 弗里德曼

引用文献

Bradway, K. (1987). "Sandplay: What makes it work?" In M.A. Mattoon (ed.) *The archetype of shadow in a split world: Proceedings of the Tenth International Congress for Analytical Psychology, Berlin, 1986*: 409–14. Einsiedeln, Switzerland: Daimon Verlag.

Dukes, S.D. (1992). "The significance of play." *Journal of Sandplay Therapy* 2(1): 53–7.

Jung, C.G. (1960). "General aspects of the psychology of the dream" in C.G. Jung *The Structure and Dynamics of the Psyche*: 237–80 (CW vol. 8). New York: Princeton University Press.

Lowenfeld, M. (1935). *Play in Childhood*. London: Victor Gollancz. Reprinted (1976) New York: John Wiley & Sons. Reprinted (1991) London: Mac Keith Press.

—— (1979). *The World Technique*. London: George Allen & Unwin.

Sayers, J. (1991). *Mothers of Psychoanalysis*. New York: W.W. Norton & Company.

Schorsch, A. (1979). *Images of Childhood: An Illustrated Social History*. Pittstown, New Jersey: The Main Street Press.

Stewart, L.H. (1981). "Play and Sandplay." In K. Bradway *et al.* (eds.) *Sandplay Studies: Origins, Theory and Practice*: 21–37. San Francisco: C.G. Jung Institute. Republished (1990) Boston: Sigo Press.

致 谢

  本书的成书之路由于有来自许多专业的和私人的鼎力支持与帮助而变得容易多了。首先，我们想感谢 Scott Mitchell，他伴随着本书而成长起来。他的宽容使我们有了写作本书所需要的大量的时间；同时，他天真快乐的本性为我们带来了许多欢笑。Andy Friedman 和 Jodi Carlson，Ellen Friedman 和 Blumberg 一家（Louis，Lucy 和 Jacob），还有 Julie Friedman 和 Robert Kagon 都给予了大力支持。我们的家人、朋友和同事所给予的热情、鼓励与关爱，也都是不可或缺的，他们分别是：Lavaun Rogers，Florence Dearing，Irene Baron，Judy Broder，Jack Clarke，Joanne Cooper，JoAnn Culbert-Koehn，Allen Koehn，Edward Edinger，Ruth Halpert，Marcella Mitchell，Richard Rogers 和 Frances Rogers，Robert Rogers 和 Annette Rogers，Jeanine Auger Roose，Harriet Roth，以及 Eva Silver。

  以下人员提供了大量详细的信息，并慷慨地将他们的智慧奉献了出来：Ruth Bowyer Pickford，Kay Bradway，Hedda Bolgar，Michael Fordham，Peter Kalff 和 Martin Kalff，Bruce King，Fred Masserick，Robert Royeton，Andrew Samuels，H. Beric Wright，还有美国沙盘游戏治疗师学会的成员，以及我们的洛杉矶沙盘游戏团体的成员，包括 Gloria Avrech，Joyce Burt，Faye Campbell，Betsy Caprio，Tom Hedberg，Ozma Mantele，Sachiko Reece 和 Sheila Dickman Zarrow。还要感谢我们的洛杉矶荣格研究院，以及加利福尼亚州立大学北岭分校教育心理与咨询系的同事们。

  如果没有以下两家图书馆里的有着奉献精神和专业素质的专家们，本书也不可能面世，他们分别是：洛杉矶荣格研究院的 Bobbie

Yow，Lore Zeller 和 Linda Weidlinger；加利福尼亚州立大学的 Linda Keenan 和她的同事。我们还要深深感谢许多研究者、作家和临床工作者，他们为过去 65 年来沙盘游戏文献资料的积累做出了贡献。

　　Margaret Ryan 进行了手稿的编辑工作。我们的翻译者则将那些我们无法看懂的文字变成了我们可以利用的材料，感谢他们：Carol Bare，Micheline Barkley，Tamara Mikalashevsky 和 Yasuko Sakamoto。

　　我们还受惠于玛格丽特·洛温菲尔德基金会、赫达·波尔加、里斯洛特·费舍尔、茹思·鲍耶·皮克福德、诺顿出版社、兰登书屋、人本主义心理学协会和《扇形体》（Quadrant）杂志，感谢允许我们使用其照片。

沙盘游戏：过去、现在和未来

目　录

图目录

第一章 H. G. 威尔斯:"游戏王国技术"的启迪者

英国作家威尔斯(Herbert George Wells,1866—1946),是极负盛名的作品《时光机器》(*The Time Machine*,1895)和《世界大战》(*War of the Worlds*,1898)的作者。他还于1911年写了一部鲜为人知的作品《地板游戏》(*Floor Games*),这一作品后来启发了沙盘治疗领域的创建。在《地板游戏》中,威尔斯描述了他与两个年幼的儿子一起玩的自发性游戏,采用的是一些缩微模型和其他的小物件。威尔斯对于这些极富创造力的游戏及他们所采用的游戏材料的描述,成为玛格丽特·洛温菲尔德发展"游戏王国技术"的灵感源泉(Lowenfeld,1979)。在其有生之年,威尔斯并未知晓他的书将产生如此深远的影响。事实上,威尔斯认为《地板游戏》是一部不起眼的作品,他甚至在自传中并没有提到过它(Wells,1934)。

就当时的时代而言,《地板游戏》的确是一部不同寻常的作品,它反映了20世纪初英国爱德华七世在位时期的一个独特的情况——一位父亲与他的孩子一起玩游戏!威尔斯不仅是一位标新立异的父亲,还是一位异于常人的思想家。他藐视传统的观点招来当时社会名流的大量批评。批评大约从《地板游戏》出版的那一年开始(G. West,1930),不过,当时同时出版的还有另外两部作品:《安·维尼罗卡》(*Ann Veronica*,1909)和《新马基雅弗利》(*The New Machiavelli*,1911b),它们的出版掩盖了《地板游戏》的光辉。正是这两部作品令伦敦社会的某些圈子极为不满,并引发了一场轰轰烈烈的口诛笔伐,使威尔斯深受伤害(Mackenzie & Mackenzie,1973;A. West,1984)。威尔斯的批评者指控他是激进分子、女权主义者,并把他看作女性参政运动（Suffragette Movement）的同情者，他们认为他比激进的女性更为危险，因为他不仅倡导女性有选举权，还提倡经济自由和一个"全新的男女关系的制度，在这一制度下将没有奴役，没有暴力，没有挑衅或寄生现象"（G. West，1930：172；引自Wells，1914）。威尔斯对自己孩子的态度，与他提倡男女平等的蔑视传统的观点，被视为代表了一种针对当时居主导地位的父权制度的威胁。威尔斯虽受到了来自其同侪的批评，但与此同时一些年轻人把他视作崇拜的偶像，他们也觉得有一种迫切的需要来与旧的价值系统决裂（Wells，1934）。

《地板游戏》初版于1911年发行，采用的是大号字（似乎是一本童书），书里有线条画，还有威尔斯亲自拍摄的游戏实景照片。父子之间的一次游戏有时可以延续几天，来家中造访的客人也被吸引到设计精致的游戏程序当中（Mackenzie & Mackenzie，1973）。游戏在一个由木板与厚纸板构成的封闭区域内进行。这里有很多盒子，盒子中装着小房子、人物、战士、小船、火车和动物，它们把幼儿室的地板变成了一个城市与岛屿的奇幻世界。从这种活动中产生了两种主要的游戏，威尔斯在他的书中将其描述为"奇幻岛的游戏"和"建筑城市的游戏"。威尔斯还详细地描述了各种不同的历史场景、被阻隔的城堡、小小的战争游戏、游戏活动的环境本身、所使用的缩微模型，以及他为什么鼓励年幼的儿子玩这种类型的游戏。

威尔斯有一个坚定的哲学信念，那就是游戏能为成年期所能产生的广泛的、富有创造力的思想提供一种框架。《地板游戏》来自他的亲身体验，使他能够将这一信念公之于众。尽管在现在的儿童心理治疗领域，威尔斯的游戏能促进最佳发展的观点已经居于主导地位，但威尔斯本人并没有意识到游戏在心理层面上的意义，对此也并不感兴趣。威尔斯从没想过对两个儿子的自发创建活动做出心理层面的解释，尽管他观察到孩子们在这种游戏中感到"出奇的快乐"（Wells，1911a）。几年之后，玛格丽特·洛温菲尔德捕捉到威尔斯的理念，看到了其在心理学上的应用，并对之进行发展——一步创造性的飞跃。洛温菲尔德意识到使用缩微模型的潜力，它能使孩子表达他们最深层的、前言语的想法与感受。同时，她也认识到在一个特定的空间使用缩微模型可以被客观地加以记录，并进行分析，而不受到流行的理论的影响（Lowenfeld，1979）。

威尔斯对创造性想象的发展深感兴趣，这与荣格集体无意识的概念的形成有着某些共同之处。1923年，威尔斯与荣格一起度过了一个激动人心的夜晚，当时荣格是来英国做报告的。威尔斯发现荣格关于集体无意识的理念与他自己的某些观点是一致的（Mackenzie & Mackenzie，1973）。威尔斯自己也坚信，"种族的不朽的灵魂"控制着个体生命的方向。他著文敦促自己对此情形进行反思，他也鼓励增进人类的意识和社会的进化（G. West，1930）。威尔斯在《威廉·克里苏尔德的世界》（*The World of William Clissold*，1926）一书的导言中，将荣格作为专家来援引，他还在理学博士论文中引用了荣格的话，并于1942年76岁时获得由伦敦大学授予的理学博士学位（Smith，1986）。

威尔斯是一个情绪多变的、复杂的人。在有关他的一本传记中，威尔斯的儿子的瑞士籍家庭女教师这样描述他在家中的行为："有些日子他会在家中和花园里嬉笑游玩，就像一个回家度假的小学生，然而第二天，似乎每个人都碍他的事，让他恼怒。所以要小心……"（Mackenzie & Mackenzie，173：230）但这位家庭女教师"最崇拜他的就是他投身于父亲这一角色时的热情。当他跟吉普与弗兰克交谈时，他的眼睛闪烁着孩子般的欢乐：'他们带着无数的问题来袭击他，而最有趣的是那位学识渊博的人随时给他们的答案'"（Mackenzie & Mackenzie，1973：230）。威尔斯与孩子们之间的关系是和暖而友爱的，而他也深深地沉浸在他们极富想象力的生活当中。"只要他在家，睡觉之前的时间就成了一个仪式。威尔斯会坐在孩子们中间，创作出许多故事并配上无数的插图。"（Mackenzie & Mackenzie，1973：230-1）

当《地板游戏》出版时，威尔斯的儿子一个8岁，另一个10岁。来看看当时与这位著名的父亲一起玩游戏的两个儿子过着怎样的生活，职业发展又怎样，也是一件有趣的事。他们一直与威尔斯保持着维系一生的亲密关系。大儿子吉普（George Philip，生于1901年，后来被称为 G. P.）成为伦敦大学学院的一位动物学家。他与父亲的秘书克莱格（Marjorie Craig）于1927年结婚。克莱格继续担任威尔斯的秘书，在1927年威尔斯的妻子去世后，成为威尔斯的管家、指导者和知己（Smith，1986）。吉普还参与了父亲的事业，并成为威尔斯《生命之科学》（*The Science of Life*，1930）一书的合作者之一。1968年，吉普为《H. G. 威尔斯最后的作品》（*The Last Books of H. G. Wells*）写了序言（Mackenzie & Mackenzie，1973）。

威尔斯的小儿子弗兰克·理查德（Frank Richard）（生于1903年，以威尔斯兄弟的名字命名）在1927年与当地一个认识多年的女孩吉伯斯（Peggy Gibbons）结婚，吉伯斯后来接管了威尔斯心爱的花园。当深受观众喜爱的影片《将要发生的事》（*Things to Come*，1936）制作之时，威尔斯在小儿子弗兰克的陪伴下，在拍摄景点度过了很长一段时间。弗兰克"是威尔斯家族的艺术臂膀，也是主要的电影专家"（Smith，1986：325）。弗兰克还担任过《能创造奇迹的人》（*The Man Who Could Work Miracles*，1932）的电影版的场景设计助理。他还将父亲于1928年创作的三部短篇喜剧《蓝色瓶子》（*Blue-bottles*）、《补药》（*The Tonic*）和《白日梦》（*Daydreams*）改编成了电影（Mackenzie & Mackenzie，1973）。

在他的一生中，威尔斯对于当代生活的许多方面都有着深远的影响。在他的追悼仪式上，威廉·贝弗里奇（William Beveridge）把他描述为"一个永远喷发着燃烧的思想和灿烂的意象的火山"（Smith，1986：484）。他是这样的一个人：被内在的力量驱动着，为人类的进步指明道路。一些与他同时代的人把他看作是英语世界里最伟大的知识力量。由于他给予以前从未表达过的观念以声音，使新的世界观得以形成，他深受人们的赞誉（G. West，1930）。他的著作，代表着其他任何作家都无法比拟的成就（G. West，1930），从质问、批评、建议到乐趣和信息，样样具备。

威尔斯也意识到了自己的许多观念所带来的影响，但他从不知道，自己的那本不起眼的《地板游戏》，有如涓涓细流，影响着儿童治疗方法往后的发展。正如许多观念一样，他关于游戏的概念在提出时通常被看作是无关紧要的，以相当独特的方式生根发芽，深远地影响着心理治疗方法发展的方向。

引用文献

Lowenfeld, M. (1979). *The World Technique*. London: George Allen & Unwin.

Mackenzie, N. and Mackenzie, J. (1973). *H.G. Wells: A Biography*. New York: Simon & Schuster.

Smith, D.C. (1986). *H.G. Wells: Desperately Mortal*. New Haven, Connecticut: Yale University Press.

Wells, G.P. (1968). Introduction in H.G. Wells, *The Last Books of H.G. Wells*. London: H.G. Wells Society.

Wells, H.G. (1895). *The Time Machine: An Invention*. London: Heinemann.

—— (1898). *The War of the Worlds*. London: Heinemann.

—— (1909). *Ann Veronica*. London: T. Fisher Unwin.

—— (1911a). *Floor Games*. London: Palmer. Reprinted (1976) New York: Arno Press.

—— (1911b). *The New Machiavelli*. London: John Lane.

—— (1914). *An Englishman Looks at the World: The Great State*. London: Cassell.

—— (1926). *The World of William Clissold*. London: Benn.

—— (1934). *Experiment in Autobiography: Discoveries and Conclusions of a Very Ordinary Brain (since 1866)*. New York: The Macmillan Company.

Wells, H.G., Huxley, J. and Wells, G.P. (1930). *The Science of Life: A Summary of Contemporary Knowledge about Life and its Possibilities*. London: Amalgamated Press.

West, A. (1984). *H.G. Wells: Aspects of a Life*. New York: Random House.

West, G. (1930). *H.G. Wells: A Sketch for a Portrait*. New York: W.W. Norton & Company, Inc.

第二章　玛格丽特·洛温菲尔德：
"游戏王国技术"的创始人

玛格丽特·洛温菲尔德（Margaret Lowenfeld，1890—1973）是"游戏王国技术"（一种用于与儿童交流的心理学技术）的原创者。她出生于伦敦，在位于朗兹广场的一所宽敞舒适的房子里长大成人。她的父亲——亨利（海因茨）·洛温菲尔德，是一个显贵的犹太家庭的后裔。洛温菲尔德家族在奥地利的波兰部分领地拥有大片的土地。由于波兰的独立战争，到了19世纪80年代，其家族已失去大部分财产。这次财政方面的挫折使得当时年轻的亨利·洛温菲尔德来到英格兰，当时他口袋里只剩下5英镑。然而在令人惊讶的极短的一段时间内，他与一位早先在波兰的家中结识的年轻英国女人结了婚，通过买卖房产积攒了巨额资金，并把之前出卖抵债的土地重新收购回来（Evans，1984）。

玛格丽特的母亲爱丽丝·埃文斯（Alice E. Evans）是海军船长的女儿。在嫁给了成功而杰出的亨利·洛温菲尔德之后，她投入大量的精力成为一名著名的社交场上的女主人。因此，玛格丽特和她的姐姐海伦娜（Helena）在童年时难得有机会见到母亲，也很少得到母亲的关心和爱护。她们只得屈就于接受女仆人的照顾（Evans，1984）。

玛格丽特形容自己是一个不快乐的、敏感细致的孩子。她的童年很大一部分时间都在卧床养病，忍受着长期的孤独。她在信中回忆起曾经听到母亲充满恼怒地说："那个孩子又生病了吗?"（Evans，1984：24）后来，玛格丽特记起自己曾经"夜惊和尖叫昏厥"，而且她还有"难以摆脱的"吮吸拇指的习惯。此外，她还感觉到自己要与她那成功和具有天赋的姐姐竞争的压力。对于她的姐姐来说，处理人际关系和学习的问题简直易如反掌，而玛格丽特却感到生活是如此艰难。

玛格丽特的童年在波兰和英格兰两地度过。在波兰，她与三个波兰籍和八个德国籍的表兄弟姐妹一起度过漫长而自由的暑假，他们都不说英语，而玛格丽特当时却只会说英语，这使她觉得自己无法让人理解，这一经历令她感到困惑甚至害怕。后来，她通过学习说波兰语和听懂德语而消除了这些焦虑（Urwin & Hood-Williams，1988）。

在孩童时期，玛格丽特崇拜父亲，同时也把父亲理想化了。她父亲是一位热心的收藏家，同时也是艺术爱好者（Urwin & Hood-Williams，1988）。她成长的房间里放满了各式各样有趣的、彩色的、来自遥远地方的东西（Lowenfeld，1979）。她父亲的朋友中有音乐家、演员、作家和艺术家。父亲鼓励她和姐姐与这些朋友接触，并且倾听他们用多种语言进行的对话（Evans，1984）。

13岁那年，由于父母离异，玛格丽特的命运意外地发生了改变。她的母亲获得了两个女儿的监护权以及一大笔安置费。父母之间剧烈的争吵使得她的母亲被接踵而至的疾病压垮。在这困难的时期，她紧紧依偎着她的孩子们。玛格丽特和海伦娜都感受到了母亲的需要，并且都在努力补偿母亲那种被遗弃的感觉和情绪上的困扰。母亲一旦生病，玛格丽特往往也会随之病倒（Urwin & Hood-Williams，1988）。

尽管有着这样或那样的缺点，母亲对于女儿们的教育却持进步的观点，她为玛格丽特和海伦娜提供了优越的学习机会，使她们都成为医生。女儿们的职业选择遭到了父亲的强烈反对，父亲希望她们成为传统的英国女孩，并且嫁给银行金融家。两个女儿都未实现他的愿望。海伦娜成为生育控制运动的重要领袖，并且领导了争取英国国教批准避孕的运动。凭借巨大的决心和说服力，海伦娜还改变了医疗统治集团的观点。通过她的不懈努力，避孕最终成为一个专门的医疗领域（Evans，1984）。

玛格丽特1918年毕业于医科学校，在伦敦南部的妇女医院做家庭医生，随后于1919年在俄波战争期间去了东欧。在欧洲，洛温菲尔德在多家机构任职。她在波兰是"英国斑疹伤寒症联盟"（British

Typhus Unit）的医疗官，也是美国基督教青年会（YMCA）的医疗官，同时为波兰军队和战犯部服务。在后两个职位中，她帮助军营中的战犯和前线的部队改善生活条件。她还是欧洲学生救助队（European Student Relief）的秘书，该组织为成千上万的波兰学生提供食物和衣物，并且在战后帮助重建大学（Urwin & Hood-Williams，1988）。

在军队服役之后，洛温菲尔德仍然是波兰新政府中拥有土地的公民。跟其他很多人一样，她遭受了饥荒、燃料短缺以及伴随战争而丧失的医疗供应之痛（Lowenfeld，1979）。

艰难的战争岁月，再加上痛苦的童年经历，形成了洛温菲尔德思考问题的背景，同时也促进了她对儿童内心世界的理解。战争期间，每日面对的恐惧和无助的环境使她回忆起童年时不开心的经历，同时，战犯们的悲惨遭遇使她想起了被遗弃和忽视的婴儿的痛苦（Lowenfeld，1979）。

洛温菲尔德的生活经历使她对语言是人际交流的主要工具这一观点持怀疑态度。她成长在一个同时使用数种语言交流的复杂而混乱的环境当中，多次遇到语言不能澄清问题，反而使问题更加混乱的情形。在战争年代，洛温菲尔德做过四语翻译——这又是一次经历，使她再次感受到语言交流之冲突和模糊。这种种经历的影响使她意识到语言是有局限的工具，不能充分表达意义，因此探索非言语沟通的多维层面成为她毕生的兴趣（Lowenfeld，1979）。

回忆她戏剧性的战争经历时，洛温菲尔德说："对于我来说，（这一经历）就像即将成为治疗师的人接受的最初的分析，它开启了一扇通往内心世界的门，如果没有这一经历，我无法触碰到这一内在的世界。"（Lowenfeld，1979：1）尽管后来经历了两次个人分析，她也从中受益良多，但是这些分析并没有能够回答一直困扰着她的两个问题：为什么有些儿童和年轻人，尽管被剥夺了对于发展和健康至关重要的条件，但是仍然能够成长为健康和富有创造性的个体？为什么有些人会犯下对人类穷凶极恶的罪行？她觉得回答这些问题需要加深对儿童的发展的理解。

从波兰回国后，洛温菲尔德不能获得医学方面的职位，因为多数职位都被第一次世界大战战场归来的男医生占据了。于是，她决定把时间和精力都集中在对儿童发展的研究中，并完成为母之道训练中心（Mother Craft Training Center）的研究生任务，在那里，她获得了治疗患儿和营养不良婴儿的经验（Urwin & Hood-Williams，1988）。到1923年年底，她获得了医学研究委员会（Medical Research Council）的奖学金以及缪尔黑德（Muirhead）奖学金，从而能够在格拉斯哥的皇家儿童医院研究儿童的急性风湿症与家庭条件之间的关系。她发表的第一篇文章——《机构与风湿症儿童》（"Organization and the Rheumatic Child"，1927），就是她的研究报告。1926年，她成为伦敦皇家免费医院（Royal Free Hospital）的儿科和生化研究小组的一员，致力于研究在婴儿出生的头十天里，婴儿喂养的情况和母亲的乳腺功能。她与泰特（S. Taite）合作的文章——《哺乳期研究》（"Researches in Lactation"），发表在《英国皇家妇产科杂志》（*Journal of Obstetrics and Gynaecology of the British Empire*，1928）上。

1928年，洛温菲尔德开始其职业生涯中工作重点的重大转移，这一举措使其进入了开创性的工作领域。她放弃了传统的儿科实践，转而创建了一家儿童心理诊所，这是世界上首批儿童心理诊所之一。诊所坐落在"有小商店和多数由工人居住的砖房小区里"（Anderson，1979a：xi）。她的宣传单非常吸引人，宣称这是"神经质和困难儿童诊所"，因此尤其受到母亲们的关注，例如下面这段出自其中的话：

> 所有的儿童都会有令人头痛的时候，但是有一些儿童却总是让人担心。有些小孩好像病不离身，总是不舒服。有些小孩紧张不安，感到生活和学习都非常困难。有些小孩则习惯于焦虑。本诊所由医师掌管，就是为了帮助有以上种种困难的母亲，以及帮助孩子自己。（Lowenfeld，1979：xii）

大约就在这时，洛温菲尔德回忆起曾在少年时期给她留下深刻印象的威尔斯的《地板游戏》（1911）。洛温菲尔德将威尔斯书中的描述转化为一种治疗技术，她收集了"各式各样的材料、色彩斑斓的小木棍和模型、珠子、各种小玩具、纸质模型和火柴盒，并把这些物件存放在来访者称为'奇妙盒子'的地方"（Lowenfeld，1979：3）。

1929年诊所迁到另一处后，洛温菲尔德突发灵感，在她的游戏室里增加了两个镀锌的盒子，一个盛沙，一个盛水（Bowyer，1970）。在此之前，游戏室里并没有容器和沙子，玩具主要摆放在地板上。孩子们自然而然地将可用的玩具、沙子和水组合起来摆在沙盘里，"不到三个月的时间，在游戏室的设备中增加了一个放在桌上盛有可塑形的沙子的金属盒子、一个装有许多小物件的柜子，一种由孩子们自己创造的新技术就自然而然地发展起来了"（Lowenfeld，1979：280-1）。

在1929年年初，"奇妙盒子玩具"被放置在一个小柜子里，柜子则摆在桌子上。在那个时期，柜子以及里面所放的东西被称为"游戏王国"。不久后，孩子们自然而然地将他们的沙盘作品称为"游戏王国"（Anderson，1979b）。到1929年的夏天，治疗师和孩子们都将沙盘中的构造称为"游戏王国"。随着这一治疗技术的发展和孩子们的命名，游戏王国技术于1929年正式诞生了。洛温菲尔德建立儿童诊所的初衷之一是："找到一种媒介，这种媒介本身既能立刻吸引孩子，又能为观察者和儿童提供一种'语言'，使他们之间能够建立沟通。而且，一旦这种媒介被发现，其作用得到验证，研究者就有必要设计方法来对收集的材料进行研究和评估。"（Lowenfeld，1979：281）最终，洛温菲尔德在这个由孩子创造的技术中找到了研究的工具。当孩子们在浅浅的沙盘中使用缩微模型时，他们的情绪和心理状况通过某种可被客观记录和分析的方式得到了表达。借助这一技术，洛温菲尔德可以开始探索儿童心理过程的工作了。

到了1930年，洛温菲尔德的诊所改名为儿童心理研究院（Institute of Child Psychology，ICP），并有了专门的办公场所。除了儿童的临床工作这一重点，儿童心理研究院同时还是研究和培训中心。作为培训中心，儿童心理研究院为来自世界各地并且学习了一至三年的儿童治疗师授予证书和文凭（Lowenfeld，1948a）。研究关注对儿童无法用言语表达的感受和经历的探究，并且设计出能够表达这些感受和经历的技术。游戏王国技术和拼图测试（Mosaic Test）就是他们的研究成果（Lowenfeld，1948a）。

儿童心理研究院拥有一套多学科的整合方法，这种方法结合了各种领域的贡献，例如儿科、神经病学、社会工作、营养学以及物理治疗。与强调通过去除症状从而帮助儿童适应环境的儿童辅导诊所相比，洛温菲尔德相信儿童心理研究院的方法是独特的。这一整合方法通过协助儿童在心理上和生理上成为更强的个体，帮助孩子们超越现代社会一些有害的影响（Urwin & Hood-Williams，1988）。

儿童心理研究院的方法很好地体现了洛温菲尔德在儿童治疗方面革命性的观点。1岁到18岁的孩子都适合这种治疗。孩子来诊所之后，一名与孩子不熟悉的工作人员首先对其进行智力测验，并且记录下一份详细的个案历史（主要来自父母）。（智力低于平均水平的孩子通常被转到别处。）诊所与学校和家庭之间建立起持久的联系。每个儿童患者每周进行两次或三次治疗，每次治疗持续两个半小时。家长不允许以任何理由进入游戏室。每个孩子可以与各自的治疗师自由地在各个房间，甚至是室外活动，但是孩子们之间很少相互接触。诊所的工作人员会认真地对孩子进行观察，并将观察结果记录在个案报告单上。游戏室里有各种材料可供使用，如：建筑材料；可以用来活动和破坏的材料，如黏土、铁锤和打击玩具；为表达幻想的场景而提供的材料，如积木、玩偶和绘画材料等。

治疗师（通常叫作工作人员）每次都被随机分派给每个孩子。洛温菲尔德认为治疗师与儿童的关系应该是"探索的伙伴和平等的朋友，他们按照儿童的步调配合儿童来研究儿童。这样，儿童的情绪体验更容易被游戏的物品和研究院的整体建筑激活，而不是治疗师本人"（Lowenfeld，1948a：30）。这一观点明显与梅兰妮·克莱因或迈克尔·福德汉姆有区别，他们都强调儿童对治疗师个人的移情。

对于洛温菲尔德来说，成功的治疗将带给儿童一种更强烈的与自身和外在环境和谐相处的感受。此外，儿童会对学习更加好奇、兴趣更浓，审美意识也得到深化（Urwin & Hood-Williams，1988）。

游戏王国技术的基本原则

设 备

洛温菲尔德提供了使用"游戏王国技术"的具体说明。沙盘摆放的高度应该到腰部，"以便他们能够用双手在里面创造世界"（Lowen-feld，1979：6）。治疗师应该有几张高矮各异的桌子，以供不同身高的儿童使用（Lowenfeld，1979）。沙盘内侧应该被涂成蓝色，从而体现出水的印象；沙盘应该是防水防锈的。沙盘中应该放半盒质地为中等粗糙的沙子，呈现给孩子时，沙子应当是光滑、平展的。水和玩沙的工具（如铲子、漏斗、模型、筛子）都应该随手可以拿到。洛温菲尔德使用的沙盘的尺寸约为 75 厘米×52 厘米，深度为 7 厘米（29.5英寸×20.5 英寸×2.8 英寸），这样的尺寸，孩子们不必扭头就能够看见整个沙盘。尽管沙盘的尺寸对于洛温菲尔德来说很重要，但是她在提出具体规格时是讲究实际的，她承认"沙盘的最佳尺寸和形状将根据不同的国家而有所区别，一般应该符合笔记本或打印纸的比例"（Lowenfeld，1958：327）。

通常，只有一个沙盘可供使用，此外沙盘旁边还放一桶水，并且有一个用来浇水的杯子。最后，有各种不同的缩微模型可供使用，以适应有不同需要和经历的儿童。缩微模型的详细清单另有记录（Lo-wenfeld，1950，1979）。洛温菲尔德自己收集的缩微模型放在一个有多层抽屉的壁柜里，上面用标签清楚地标明，方便打开和观看。她的第一个壁柜是在一次偶然的机会中使用的，这个柜子原本是用来收集鸟蛋的，后来，洛温菲尔德就将它摆放在工作室的桌子上（Anders-en，1979b）。这种多层抽屉的设计（而不是开放式架子和其他陈列设计）是洛温菲尔德推荐的沙盘设备的重要部分，因为她认为孩子们不应因为开放式架子上无数的缩微模型而产生不知所措的感觉。她在这个特别的柜子里摆放的东西只有当抽屉被单独抽出后才能看见，并不能一目了然。

墨彻里于 20 世纪 50 年代参观了儿童心理研究院之后，对那个放

沙盘的房间做了如下描述:

> 专门用来摆放沙盘的房间宽大、朴实、空旷，地面是水泥的。那里有两三张椅子、一张木制长凳、一个安有水龙头并提供自来水的水泥洗涤槽。沿墙摆放着装满各种小玩具和细碎杂物的木架子。更里面的则是应当称为"游戏王国"的材料，包括沙盘以及装着缩微模型的有多层抽屉的柜子。(Mucchielli，1960：6)

对游戏王国技术的介绍

洛温菲尔德向儿童介绍游戏王国技术的说明反映出她的观点。在她看来，沙盘不仅能够促进交流，而且能帮助治疗师更好地理解孩子们的心理过程。在她早期使用"游戏王国技术"时，她希望孩子们使用缩微模型来创作真实的场景。但是，很明显出现的情况是，"当工作人员不再期望孩子们创作真实的场景，也不再干扰或者给孩子们提建议的时候，孩子们的作品反而表现出新奇的令人兴奋的创造力"(Andersen，1979b：280)。

洛温菲尔德分两个部分向她的儿童来访者介绍沙盘，她分别命名为桥梁思考部分和图画思考部分。在桥梁部分的介绍中，洛温菲尔德告诉孩子，大人和孩子分别住在河的两岸，他们一起建造一条横跨河面的桥梁。在图画部分，洛温菲尔德首先指出许多经历是不能用言语表达的，但是能够通过图画和动作来描述。她有时通过广告画和连环画来说明这一点。当她解释说，沙子可以散开放置东西，也可以堆积成一团，蓝色的沙盘底部可以代表大海、湖泊，或江河时，孩子的注意力就会集中到沙盘上来。接下来，柜子里的玩具被展示给孩子看，同时要求他们"在沙中创作一幅图画"，可以使用柜子中的任何物品或什么也不用。孩子被告知，他可以使用房间里的任何物品，可以用沙子做任何想做的事情，不必创作"真实"的图画；如果想用一种怪异的方法使用物品，那和采用常规方法同样有趣(Bowyer，1970)。当"游戏王国"的材料需要展示给成人看时，介绍则变成了关于艺术、文学、广告和讽刺卡通中象征表现方法的一般讨论。洛温菲尔德写道："一旦开始工作，介绍就变成多余的了，对创作本身的兴趣就

是最好的说明。"（Lowenfeld，1979：5）

治疗师的回应

在创作沙盘的过程中，洛温菲尔德建议治疗师紧挨着孩子坐，自由地观察场景的创作，就好像孩子正在创作的东西是其内心世界与治疗师的直接沟通一样。场景完成之后，治疗师可以直接问一些问题，从而弄清楚某个具体物件对于孩子来说意味着什么。"在孩子创作的过程中，治疗师应该不断进行解释说明，使孩子明白他正在做什么，但是，要等作品明确无误地表现出深层意义才做深层的解释。"（Lowenfeld，1946：441）洛温菲尔德的兴趣主要集中在为什么"物品在此时此刻，以此种方式出现在这个位置"（Lowenfeld，1946：441）上。有时，从孩子的沙盘作品中收集的信息被治疗师用于决定在下一部分建议孩子开展的活动内容。

记　录

在早期，一些"游戏王国"以绘画的形式被记录下来，而另一些则以文字来描述。接着，拍照的方式也被尝试使用，但是，洛温菲尔德觉得拍照太昂贵，并且会歪曲视角。20世纪50年代末，美国艺术家伊妮德·科奇尼格（Enid Kotschnig）加入了儿童心理研究院。在她完成了自己的系列"游戏王国"后，她熟悉了所有的缩微模型和游戏过程，并发展出了一种简单、标准的方式来描述系列的"游戏王国"（Lowenfeld，1979）。

出版物及专业性的讲演

1931年3月25日，洛温菲尔德向声望极高的英国心理学会医学分会提交了一篇论文。这是她第一份心理学方面的出版物，其中首次明确提到游戏王国技术。在这篇论文中，洛温菲尔德描述了她的新诊所和她治疗儿童时所采用的步骤，并且明确提出三个目标：

我们首先通过提供安全感来减轻孩子的焦虑，这种安全感来自我们对他所创作的一切事物的接纳和对此非常少的反馈；其次，我们通过象征性游戏的方式，为隐藏在神经症后面的过多情绪能量提供了宣泄的途径……最后，我们为他提供了一个稳定的框架，强化了孩子为获得内在的稳定性而付出的努力，同时通过使其内在的攻击性冲动以非现实的方式表达出来，达到安抚他们的目的。（Lowenfeld，1931：226）

在这篇论文中，洛温菲尔德提供了她治疗儿童的案例研究。更重要的是，与那些强调临床治疗中移情和解释因素的传统儿童精神分析师不同，洛温菲尔德强调游戏过程本身的重要性。她指出，儿童在游戏中创作的作品与成年人的梦和无意识想象是多么惊人地相似。她还强调，对游戏作品的解释是不必要的，未加以解释的游戏过程本身就是具有治疗作用的，因为它允许那些能够或不能被接受的情感、想法和行为，得以表达。

1935 年，洛温菲尔德出版了她的第一本书——《童年期的游戏》（*Play in Childhood*），这本书直到 1967 年才得以在美国出版。有趣的是，在该书 1976 年版的前言中，洛温菲尔德解释了她在 1935 年反对把《童年期的游戏》在美国出版的原因，因为她认为"当时美国的教育和心理学界强调的重点是童年期，而不是游戏"。到了 1967 年，她改变了主张也是因为感觉到美国的状况已经发生了改变："专业领域中已经出现了一股对儿童游戏的浓厚兴趣，随之而来的是人们意识到需要使这方面的详尽资料广为人知，从而鼓励和指导学术研究。"

《童年期的游戏》是一本影响重大的著作，这本书直到今天还强烈地影响着人们对游戏的看法。洛温菲尔德将游戏视为"童年期重要的机能，主要与适应过程有关，同时与贯穿整个生命的过程和深刻影响人类在物质世界和不断变化的社会环境中的适应能力有关"。根据洛温菲尔德的观点，游戏有四重功效：

（1）游戏是儿童与环境沟通的手段……童年期的游戏在本质上就像成年期的工作，可以实现与工作同样的社会功能；（2）游戏为儿童的意识和情绪体验架构桥梁，起到对话、自省、哲学和宗教对成人……所起的作用；（3）游戏给孩子提供了向外部世界表达情绪的机会，在这方面所起的作用相当于艺术对成人……所起的作用；（4）游戏对于孩子而言是放松和娱乐，就像享受和休息。（Lowenfeld，1935：Introduction）

在这本书的结语中，洛温菲尔德明确指出："没有充分游戏的机会，正常和令人满意的情绪的发展是不可能的。"（p.321）

《童年期的游戏》直到今天仍然像1935年第一次出版时那样富有生命力。把游戏提升为一种治疗的形式是洛温菲尔德的原创性贡献。尽管在洛温菲尔德写作这本书时，游戏已经被儿童治疗师使用，但是游戏本身并没被看作是治疗性的和治愈性的。更准确地说，大多数治疗师把游戏看作是次要的治疗手段，最多也只是一种可以用精神分析的框架去解释的活动。一些治疗师甚至把游戏视为一种防御机制。《童年期的游戏》一书为进一步理解儿童最自然的冲动——游戏——铺平了道路。

洛温菲尔德在巴黎的一次国际会议上第一次介绍了"游戏王国技术"（Lowenfeld，1937a）。当时，荣格也出席了会议，而且还分析了洛温菲尔德展示的其中一个"游戏王国"。洛温菲尔德的报告摘要还能够查阅，但荣格当时的评价和分析并没有被记录下来。在埃文斯（Evans，1984）为洛温菲尔德的姐姐海伦娜·赖特写的传记中，洛温菲尔德与荣格保持着联系，经常去苏黎世拜访荣格。

1937年4月18日，洛温菲尔德向英国心理学会递交了一篇论文，在她的传记作者看来，这篇论文包含了她的理论性概念最有趣和最重要的发展（Urwin & Hood-williams，1988）。在《一篇关于儿童心理-情绪过程基本结构的论文》（"A Thesis Concerning the Fundamental Structure of the Mento-emotional Processes in Children"）中，洛温菲尔德描述了"游戏王国技术"的配备，她提出这一技术既是研究手段也是治疗工具，是能够连接科学调查和临床应用的桥梁。从儿童在沙中创作的场景中，她坚信能通过科学的方法收集到客观的数据并进行科学分析。在洛温菲尔德看来，沙盘反映了儿童前言语的、无意识的生命，沙盘还提供了一种美学体验，尽管难以言传，但却令人满意，并且能表达儿童需要向治疗师传达的意思。这篇论文很突出的一点就是，洛温菲尔德特意贬低精神分析理论重视患者和治疗师之间移情的作用，同时她也再次指出她的方法与精神分析对这个问题看法的区别。这篇论文的另一个独特之处在于，提到儿童的思维时，她用"原始系统"（protosystem）的理论取代了"无意识/意识"这对术语。

在洛温菲尔德向英国心理学会医学分会递交了第一篇论文几年之后，她又向该组织提交了第二篇论文，即《儿童游戏王国图画：一种记录和研究他们的方法》（"The World Pictures of Children：A Method of Recording and Studying Them"，1939）并作了报告。在座的听众包括像梅兰妮·克莱因、D. W. 维尼考特和苏珊·艾萨克斯（教育研究院儿童发展部门负责人）等精神分析界的重要人物。从他们那里，洛温菲尔德遭遇了他们对自己的观点的极大阻抗，这令她想起她和身处其中的专业团体之间日益扩大的分歧。

当时，梅兰妮·克莱因和洛温菲尔德都独立地发展了儿童治疗技术。尽管她们都是采用玩具来达到治疗目的，但是她们的儿童治疗方法在理论和临床取向上都存在根本差异。克莱因是第一个在治疗过程中使用玩具的人，她主要通过游戏治疗的模式，激发孩子们的想象力，诱发他们的联想〔1925 年前后，梅兰妮·克莱因创造性地提出将游戏作为心理调查研究的手段。在她的咨询室里，她将一些简单的小玩具摆放在桌上，如小木人、货车、客车、轿车、火车、动物、砖块、房子、纸张、剪刀和彩笔。克莱因相信能够通过某个孩子总体的态度和对玩具的看法找到这个孩子的情结所在（Mucchielli，1960）〕。安娜·弗洛伊德在她 1927 年的文章《儿童分析技术导论》（"Introduction to the Technique of Child Analysis"）中，将梅兰妮·克莱因的游戏称为"缩微模型中的微小王国"。

洛温菲尔德认为，弗洛伊德学派精神分析师将精神分析的理论应用于儿童治疗，用精神分析的理论构架来分析儿童所有的行为和情感。在洛温菲尔德看来，儿童精神分析师"使用玩具作为与儿童的心灵进行沟通的途径，其目的是能够用精神分析的理论对儿童心理进行分析：儿童使用玩具是按照这一理论来进行象征解释的"（Lowenfeld，1939：67）。相反，洛温菲尔德的兴趣是在没有任何理论束缚的情况下对儿童的心理过程进行理解。洛温菲尔德想"设计一种工具，儿童可以通过这种工具展示自己的情绪和心理状态，而不需要成人通过移情或某种解释来进行干预"（Lowenfeld，1939：67）。

克莱因反对洛温菲尔德的主张，她指出，洛温菲尔德舍弃了"隐含在移情过程中极具价值的可能性……试图让心理科学符合物理学的模式"（Lowenfeld，1939：82）。克莱因认为，转移的情感在任何关系中都会出现，它是治疗互动中不可或缺的重要成分，包括任何游戏的互动以及对游戏设备的使用。

在回应克莱因时，洛温菲尔德重申了自己的观点，移情是针对沙盘的，而不是针对治疗师的，仅仅依据个人的移情做出解释影响了对"游戏王国"作品客观的观察：

> 在精神分析的方法中，分析师在面对儿童的时候，通常扮演着儿童在游戏中"意义"代言人的角色。在"游戏王国"中，孩子面对的是他自己的情感、想法和回忆，这是他为了理解自己而设计的生活。移情，即对医生移情而不是对材料移情，会阻碍孩子在创造"王国"的同时思考"王国"……在这种直面中（当孩子面对自己的沙盘场景时），会产生一种惊人的力量，制作场景的孩子必须接受自己的作品；陈述的力量会把他带回到现实中。（Lowenfeld，1939：87-8）

克莱因也批评洛温菲尔德对精神分析治疗的描述过于严苛。克莱因指出："精神分析取向的游戏治疗的目的在于发现儿童的情绪生活，他的愿望、幻想和想法。"（Lowenfeld，1939：81）克莱因还引述了她在1927年向一个专业团体所做的报告："分析师通过逐渐地向孩子解释他的游戏、绘画和整个行为的含义，处理游戏中压抑的幻想，并释放这些幻想。"（Lowenfeld，1939：81）

洛温菲尔德对这些见解的回应是，克莱因对儿童治疗的描述依靠"压抑"和"幻想"这类词语，也就暗示了在与儿童相处的过程中已经带有偏见。不过，洛温菲尔德在结论中也加入了缓和矛盾的陈述，她说她并不想故意作对，她钦佩克莱因勇敢和开拓性的工作，她还说"我们可以从不同的道路肩并肩地走向同一个目标"（Lowenfeld，

沙盘游戏：过去、现在和未来

1939：67），后来又附加了一句："没有必要因为钦佩一个人而同意其观点。"（Lowenfeld，1939：89）

弗洛伊德和克莱因的弟子 D. W. 维尼考特，提出了与克莱因性质不同的反对意见。他指出，他不明白洛温菲尔德的工作目的，并且暗示洛温菲尔德在"向某个人证明某样东西"（Lowenfeld，1939：84），但他不明白洛温菲尔德想证明什么，也不明白在向谁证明。他觉得没有必要使用一套固定用具来代替游戏治疗中的个人自由。他认为画画会比"游戏王国"成套设备中的缩微模型提供更多的个人表达机会，并且各种各样的玩具会使孩子感到迷惑和不知所措。

在回应维尼考特的批评时，洛温菲尔德这样解释：孩子们能够用各种方式使用物品，包括创造出他们自己的特殊物品，使用缩微模型比表面上看起来要自由多了。针对维尼考特关于玩具的种类和数量过多导致孩子不知所措的反对意见，洛温菲尔德也做出了解释：玩具是收藏在抽屉里的，打开抽屉时柜子里的所有其他物品是看不到，因此，孩子们在视觉上并不会被压倒。对于维尼考特提出的对游戏王国技术无关紧要的第一个质疑，洛温菲尔德保持沉默。后来，维尼考特认识到：游戏对于孩子来说，本身就是目的。这使他与洛温菲尔德结为联盟。

苏珊·艾萨克斯和格雷丝·卡尔弗（Grace Calver）也提出了其他强烈的批评意见，她们认为洛温菲尔德在观察"游戏王国"时，对儿童年龄和心理发展阶段欠考虑。洛温菲尔德接受了批评，并且解释她在演讲时缺少时间来详述她在这些重要方面的看法。洛温菲尔德指出，她的同事夏洛特·布勒目前正在致力于对这个课题的研究。

在做完这个痛苦的报告之后，洛温菲尔德把目光从英国精神分析界转移到对她的方法感兴趣的世界各地的许多心理学组织。在战争年代，她重建了伦敦以外的诊所，继续开展有关游戏王国技术研究。在战争年代和战争结束之后，她还创造和发展出了其他技术，如洛温菲尔德拼图测试（Lowenfeld Mosaic Test，产生于 20 世纪 30 年代，于 1951 年标准化）。通过儿童创造的镶嵌图，测试能够提供有关儿童精神困扰的类型和程度的信息（Lowenfeld，1954b）。她还发明了洛温菲尔德感官积木（Lowenfeld Poleidoblocs，从 20 世纪 40 年代开始设计，于 50 年代完成）和万花筒积木（Kaleidoblocs，于 60 年代推广），它们至今仍然用于向儿童介绍数学和逻辑知识（Anderson，1979b）。

1948 年，洛温菲尔德在她的研究院主办了一次会议，来自世界各地的儿童治疗师参加了此次会议。洛温菲尔德（还有其他人）报告了游戏王国技术和拼图测试背后的理论和方法。论文集《论儿童心理治疗》（*On the Psychotherapy of Children*）就是在这次会议上提交的。

这本于 1948 年出版的专著最重要的部分就是洛温菲尔德关于"原始系统本质"的报告。在这份报告中，她陈述了自己对于儿童思维的看法。这份报告在 1964 年以《儿童的非言语思维》（"The Non-verbal 'Thinking' of Children"）为题进行了重印，并被收录在名为《儿童的非言语思维及其在心理治疗中的作用》（Traill & Rowles，*The Non-verbal 'Thinking' of Children and Its Place in Psychotherapy*，1964）的著作中。在文中，洛温菲尔德表达了她的坚定信念：儿童的大多数想法既不能用言语表达，也不能用治疗师的逻辑去理解。这种她称为"原始系统"的思维是"个人的、特质的、巨大的、多维的，本质上难以用语言交流的方式传达给别人"（Lowenfeld，1964：45）。在洛温菲尔德看来，原始系统的内容是完全不能用次级系统这一术语（即逻辑的、理性的或言语的术语）表达和获得的，"游戏王国技术"是通往原始系统的一种途径。

洛温菲尔德还试图将她的原始系统和次级系统的观点与弗洛伊德和荣格的无意识理论相区别。她指出原始系统并不像弗洛伊德所说的那样通过压抑而发展出来，而是儿童与生俱来的。她对与弗洛伊德无意识理论的区别论述得清楚而且恰当。但是，当今天再次读这篇文章的时候，人们发现她的理论与荣格之间的区别并不明显，她的看法似乎和荣格集体无意识的概念相一致，二者都是一种与生俱来的状态，无法用逻辑和言语表达。

在这篇重要的文章中，洛温菲尔德还提出了早年在波兰就一直困扰着她的问题：为什么某些个人或社会（如纳粹德国）能够对人类犯下滔天的罪行？她假设这种行为能够通过原始和次级系统的理论来加以理解。在纳粹德国这个例子中，洛温菲尔德指出，在1933年以前，德国平民的次级系统已经得到高度发展，个人没有多少机会游戏娱乐。洛温菲尔德认为：

> 教育和生活中如果缺少材料来表达原始系统的内容，就没有缓和的余地，很多人都会处于原始水平和紧张的状态。伴随着经济压力而来的公众对次级系统价值的信心缺失，使整个次级系统的结构最终崩溃。随后，许多个人和群体的破碎的原始系统中的人格元素会洪水般涌现出来。所以，在纳粹运动中，冲动、残忍和虚幻的原始系统取代了次级系统，通过希特勒的独裁领导，我们在神经质儿童身上发现的原始系统的要素开始被视为现实，并最终在现实中表现出来。（Lowenfeld，1948b：47）

有趣的是，当这篇文章在1964年被重印时，唯独洛温菲尔德担忧的人类的邪恶潜力的这一部分被删除了。

洛温菲尔德于1950年第一次来到美国，为致力于采用她的游戏治疗技术的机构和组织做报告。夏洛特·布勒、赫达·波尔加和里斯洛特·费舍尔等人一直在美国运用她的技术开展工作，洛温菲尔德对此非常感兴趣。远在此之前——也就是20世纪30年代，洛温菲尔德和布勒已经见过面，并且相互钦佩对方的工作（见第四章）。因为战争的缘故，在20世纪40年代早期双方不可能保持定期的联系，所以洛温菲尔德并不知道布勒的工作方向是发展测试的标准（布勒称之为"游戏王国测试"），这一测试建立在"游戏王国技术"的基础之上。在其1950年的文章《针对儿童和成人使用洛温菲尔德游戏王国技术的性质和方法》（"The Nature and Use of the Lowenfeld World Technique in Work with Children and Adults"）中，洛温菲尔德表达了对把游戏王国器具作为人格和气质测试工具的"巨大焦虑"："我并不是不同意用器具作测试工具，也不想限制对我设计的材料的运用，但是，我担心我的整个研究和治疗方法会因为只使用部分器具或将器具挪作他用而被误解和歪曲。"（Lowenfeld，1950：325）很明显，洛温菲尔德不希望"游戏王国技术"失去以治疗为中心的方向，与诊断工具混为一谈。历史证明洛温菲尔德的担心并非多虑。直到今天，许多沙盘治疗师仍分不清布勒的测试技术和洛温菲尔德的治疗技术。这确实是两种不同的方法。

1954年，洛温菲尔德参加了在瑞士苏黎世举行的国际心理治疗大会。这时，洛温菲尔德已经研究"游戏王国技术"超过25年了，她坚信这一工具能为"患者提供一种心理体验，这种心理体验与任何标准流派的分析体验同等有力"（Urwin & Hood-Williams，1988：366）。洛温菲尔德还认为这项技术既适用于儿童又适用于成人，因为它能使"人格的各个方面在同一时间、同一地点同时呈现……"（Urwin & Hood-Williams，1988：366）。

在会前的报告［后来于1955年以《移情的结构》（"The structure of transference"）为题被公开发表］中，洛温菲尔德试图再次申明她对移情的看法，她对移情的界定比弗洛伊德更宽泛，强调移情可以发生在治疗师—来访者的关系之外。通过选择缩微模型、安排空间，以及讲述关于沙盘的故事，来访者把他们早期的问题呈现在沙盘中，洛温菲尔德从"游戏王国"中看到了来访者对沙盘的移情，而不是从传统精神分析的角度看待移情——仅限于治疗师和来访者之间的移情。

多拉·卡尔夫，荣格学派沙盘游戏技术的创始人，参加了此次会议，并在会后与荣格就此进行讨论，荣格鼓励她与洛温菲尔德进行个人联系。也许是洛温菲尔德对移情更为广阔的理解，以及运用象征方法的潜力，吸引了卡尔夫的注意并推动她关注洛温菲尔德的工作。

洛温菲尔德的第二本著作《游戏王国技术》（*The World Technique*），在她去世6年后（1979年）出版。序言由洛温菲尔德的密友及崇拜者玛格丽特·米德（Margaret Mead）执笔（实际上，玛格丽特·米德改造了洛温菲尔德的"拼图测试"，用于她对"原始"民族的研究）。洛温菲尔德在获得玛格丽特·米德为她争取的波林根基金之后，于1956年开始撰写这本书。书的第一部分在三年内完成，但是并没有发表（Andersen，1979a）。洛温菲尔德的朋友和同伴——瓦伊尔·安德森（Ville Andersen）收集了她写的材料并将其编辑成书。

洛温菲尔德在《游戏王国技术》（1979）一书中介绍了她自己早年的经历，并描述了游戏王国技术发展的背景。她还探讨了个人或社会实施不人道行为的原因。洛温菲尔德说，如果孩子在童年时有机会通过橡皮泥和沙子表达他们的攻击性冲动，他们就能停止在成年时宣泄这些冲动。书的主要部分是三个具体的个案研究，包括治疗师和儿童互动的资料。书中对儿童沙盘的目标、主题、模式和象征等方面进行了分析，还讨论了在沙盘中使用沙子的方式和沙中造型的意义。

在这本书的结论中，洛温菲尔德观察到了个体在创造"游戏王国"时的主观体验，例如：

> 遇见了一丝真实性，就好像无意中在一面镜子中看见了自己。这对于平衡的主体而言具有扩大对自己的认识程度的效果，对于患者则给了他们一个工具，让他们在面对治疗师和自己时，能够表达不能用言语和肢体表达的微妙情感和想法。（Lowenfeld，1979：270）

玛格丽特·洛温菲尔德的大多数工作时间都在伦敦度过，陪伴她的是她的亲密伙伴和同事瓦伊尔·安德森，一名原本从丹麦来研究院求学的学生。年纪渐长之后，洛温菲尔德大多数时间待在樱桃庄园（Cherry Orchards），那是她买下的位于伯明翰的科尔波里（Cholesbury）的一所房子。1972年，她搬到姐姐家附近的疗养院；1973年2月，洛温菲尔德去世，再过一天就是她的83岁生日。她被葬在科尔波里的圣劳伦斯（St Lawrence）教堂的墓地里，和其他已逝的家庭成员长眠在一起（Evans，1984）。

结 论

玛格丽特·洛温菲尔德，作为儿童心理学研究早期的开拓者之一，在这一领域留下了不可磨灭的功绩。随着"游戏王国技术"的发展，洛温菲尔德创造了一种方法，这种方法利用儿童热爱游戏的自然倾向，帮助他们展示自己，并通过非言语的方式表达他们的忧虑。有趣的是，我们注意到，尽管洛温菲尔德的贡献非常突出，许多其他的治疗和诊断技术都建立在"游戏王国技术"的基础上，但她的创见并未得到公认。事实上，今天的许多从业者并不了解洛温菲尔德的贡献。她的理论要么被忽略，要么被不提名道姓地合并到其他的体系中。然而，她对游戏独特的理解以及对"游戏王国技术"的发展已经吸引了无数研究者和从业者，他们将洛温菲尔德的方法运用到工作中，虽然可能不了解洛温菲尔德革新性的贡献。

洛温菲尔德的遗产一直得到一个理事会的支持，它管理着"玛格丽特·洛温菲尔德博士基金会"（剑桥大学有关儿童护理和发展工作的研究基金会），并将她的作品和私人信件保存在剑桥大学。特别有趣的是洛温菲尔德与维尼考特和多拉·卡尔夫之间的通信。在剑桥，每年都举行一次洛温菲尔德研讨会，把那些对情绪和非言语思维的关系感兴趣的研究者和从业人员聚在一起。

引用文献

Andersen, V. (1979a). "Historical note on the manuscript." In M. Lowenfeld, *The World Technique*: xi–xii. London: George Allen & Unwin.
—— (1979b). "Origin of the 'World'." In M. Lowenfeld, *The World Technique*: 278–81. London: George Allen & Unwin.
Bowyer, L.R. (1970). *The Lowenfeld World Technique*. Oxford: Pergamon Press.
Evans, B. (1984). *Freedom to Choose: The Life and Work of Dr Helena Wright, Pioneer of Contraception*. London: The Bodley Head.
Freud, A. (1926–1927). "Introduction to the technique of child analysis." In *The Psychoanalytical Treatment of Children*. New York: International Universities Press, 1955.
Lowenfeld, M. (1927). "Organization and the rheumatic child." *Lancet*, June 4: 1977. Reprinted (1988) in C. Urwin and J. Hood-Williams, *Child Psychotherapy, War and the Normal Child*: 147–55. London: Free Association Books.
—— (1931). "A new approach to the problem of psychoneurosis in childhood." *British Journal of Medical Psychology* 1(3): 194–227. Presented to the Medical Section of the British Psychological Society, March 15, 1931. Reprinted (1988) in C. Urwin and J. Hood-Williams, *Child Psychotherapy, War and the Normal Child*: 177–214. London: Free Association Books.
—— (1935). *Play in Childhood*. London: Victor Gollancz. Reprinted (1976) New York: John Wiley & Sons. Reprinted (1991) London: Mac Keith Press.

沙盘游戏：过去、现在和未来

—— (1937a). "The value of direct objective record of children's phantasies with special reference to ideas of movement." *Proceedings of the International Congress of Psychology* 8: 396.

—— (1937b). "A thesis concerning the fundamental structure of the mento-emotional processes in children." Unpublished paper presented at the annual meeting of the General Section of the British Psychological Society in Manchester on April 18. Printed (1988) in C. Urwin and J. Hood-Williams, *Child Psychotherapy, War and the Normal Child*: 247–64. London: Free Association Books.

—— (1939). "The World pictures of children: A method of recording and studying them." *British Journal of Medical Psychology* 18 (pt. 1): 65–101. Presented to the Medical Section of the British Psychological Society, March, 1938. Reprinted (1988) in C. Urwin and J. Hood-Williams, *Child Psychotherapy, War and the Normal Child*: 265–309. London: Free Association Books.

—— (1946). "Discussion on the value of play therapy in child psychiatry." *Proceedings of the Royal Society of Medicine* 39: 439–42.

—— (ed.) (1948a). *On the Psychotherapy of Children*. London: E.T. Heron & Co. Ltd.

—— (1948b). "The nature of the primary system." In M. Lowenfeld (ed.) *On the Psychotherapy of Children*: 31–48. London: E.T. Heron & Co. Ltd. Reprinted (1988) in C. Urwin and J. Hood-Williams, *Child Psychotherapy, War and the Normal Child*: 325–45. London: Free Association Books.

—— (1950). "The nature and use of the Lowenfeld World Technique in work with children and adults." The Journal of Psychology 30: 325–31.

—— (1954a). *The Lowenfeld World Technique*, Memorandum from the Institute of Child Psychology, 6 Pembridge Villas, Bayswater, London.

—— (1954b). *The Lowenfeld Mosaic Test*. London: Newman Meane.

—— (1955). "The structure of transference." *Acta Psychotherapeutica Psychosomatica et Orthopaedagogica* 3: 502–7. Paper presented at the International Congress of Psychotherapy, Zürich, July 20–24, 1954. Partially reprinted (1988) in C. Urwin and J. Hood-Williams, *Child Psychotherapy, War and the Normal Child*: 363–7. London: Free Association Books.

—— (1958). "La Tecnica del Mundo: un metodo objetivo para el estudio de la personalidad de ninos y adultos." *Revista de Psiquiatria y Psicologia Medica: IV Congreso Internacional de Psicoterapia*, Barcelona: 509.

—— (1964). "The non-verbal 'thinking' of children." In M. Lowenfeld, P. Traill and F. Rowles (eds) *The Non-verbal 'Thinking' of Children and its Place in Psychotherapy*. London: Institute of Child Psychology Ltd.

—— (1979). *The World Technique*. London: George Allen & Unwin.

Lowenfeld, M. and Taite, S. (1928). "Researches in lactation." *Journal of Obstetrics and Gynaecology of the British Empire* 35(1): 114–30. Reprinted (1988) in C. Urwin and J. Hood-Williams, *Child Psychotherapy, War and the Normal Child*: 157–70. London: Free Association Books.

Mead, M. (1979). Foreword. In M. Lowenfeld, *The World Technique*. London: George Allen & Unwin.

Mucchielli, R. (1960). *Le Jeu du Monde et le Test du Village Imaginaire* (The World Game and the Imaginary Village Test). Paris: Presses Universitaires de France.

Traill, P. and Rowles, F. (1964). "Non-verbal 'thinking' in child psychotherapy." In M. Lowenfeld, P. Traill, and F. Rowles (eds) *The Non-verbal 'Thinking' of Children and its Place in Psychotherapy*. London: Institute of Child Psychology Ltd.

Urwin, C. and Hood-Williams, J. (1988). *Child Psychotherapy, War and the Normal Child*. London: Free Association Books.

Wells, H.G. (1911). *Floor Games*. London: Palmer. Reprinted (1976) New York: Arno Press.

第三章 艾里克·洪伯格·艾里克森："戏剧创作测试"的创始人

　　精神分析学家艾里克·艾里克森（Erik Erikson）发现，在既定的空间里使用小玩具可以接近人类的心灵，这与同期其他一些创新性的临床心理学家和研究者（如玛格丽特·洛温菲尔德和夏洛特·布勒）的观点一致。虽然人们并不把艾里克森视为沙盘治疗运动的创立者之一，但是艾里克森仍旧应当载入这一领域的史册，因为他开发了戏剧创作测试（Dramatic Productions Test，DPT），测试通过在一个特定的空间里摆一些小的模型来理解人的发展。

　　艾里克森最初开始"戏剧创作测试"的研究工作时，恰逢洛温菲尔德发表《童年期的游戏》（1935）并致力于介绍"游戏王国技术"的最新进展。此时，布勒已经开始在她的研究中使用洛温菲尔德的"游戏王国"材料。不过，艾里克森并不知道洛温菲尔德和布勒已经在使用这些材料。事实上，统计一下在世界上大约同一时期有多少人开始用小玩具来进行治疗和研究是一件饶有趣味的事情。显然，这是历史上的一个共时性时刻，用全新的方法使用年代久远的材料，充满着能量和共鸣。

　　艾里克·艾里克森［又名艾里克·洪伯格（Erik Homberger）］1902 年出生于一个丹麦家庭，在他出生之前他的父母就离异了，他由母亲抚养，在德国长大。当艾里克森 3 岁的时候，母亲改嫁给了他的儿科医生洪伯格（Homberger）。他在斯图加特附近的一座小镇长大成人，他的家牢固而舒适。在那里，他有充足的空间去探索世界。透过他的房间，能够看到附近的城堡和空地。在家里，艾里克森经常观察继父为伤病儿童治疗。母亲则喜欢招待当地的艺术家。当艾里克森成人之后，"德国呈现给市民的是通过教育系统被牢固传播的丰富文化传统"（Coles，1970：14）。艾里克森虽然接受了严格的正统教育，但却算不上是一个优秀的学生。

高中毕业后，艾里克森深感困惑和迷茫。因此，他没有继续上大学，反而来到了欧洲苦苦探索。最终他定居在维也纳，就职于西格蒙德·弗洛伊德的小女儿安娜的好友们创办的一所实施进步教育法的小型学校。艾里克森很快成为儿童精神分析圈的一分子，并且跟着安娜·弗洛伊德接受精神分析的训练。与此同时，他也接受了另外几位著名精神分析师［包括艾希霍恩（Aichhorn）、哈特曼（Hartmann）和费登（Federn）等］的培训。尽管艾里克森未接受过正规的大学教育，但由于接受过这些培训，因此他被国际精神分析学会所接纳，成为一位精神分析师（Stevens，1983）。

1929 年，艾里克森与兼有加拿大和美国血统的琼·西尔森（Joan Serson）结婚。四年后，由于纳粹的迫害，他带着妻子和两个年幼的儿子离开了维也纳。在丹麦停留了一小段时间后，艾里克森与家人一起到了美国，在波士顿开始执业，是美国东海岸首批儿童精神分析师中的一员。因为他独特的培训经历和背景，哈佛大学心理诊所邀请他做研究工作。在那里，他得以有机会与美国顶尖的心理学家和人类学家交换意见和看法。正是在这种浓厚的学府氛围下，"戏剧创作测试"开始发展起来（Coles，1970）。

大约就是在这个时期，艾里克森将他的姓从"Homberger"改为"Erikson"，以表示其丹麦的血统，然而，出于对继父的尊敬，他在姓名中间保留了 Homberger。艾里克森早期关于"戏剧创作测试"的著作就署名 Homberger。

1939 年，艾里克森夫妇以及两个儿子和一个刚出生的女儿，举家搬到了加利福尼亚。在那里，艾里克森与加利福尼亚大学伯克利分校的一个研究小组合作，对儿童的发展进行纵向研究。在这项研究中，艾里克森再次使用了"戏剧创作测试"。后来，他在伯克利分校获得了做教师的机会，但是由于艾里克森连同其他几位学者拒绝签署具有争议的"忠诚誓约"而失去了这个机会。"忠诚誓约",即宣称与共产党没有任何联系的誓约(这一誓约后来被高等法院判为是违法的),在当时是签署雇佣合同时必须强制签的。于是,艾里克森全家又搬回了东海岸,在一家专门进行精神分析培训和研究的诊所工作。1960年,他被哈佛大学聘为人类发展学的教授和精神病学的讲师。退休后艾里克森住在加利福尼亚北部,继续著书、演讲和旅行(Stevens,1983)。

戏剧创作测试

从艾里克森的"戏剧创作测试"中可以看到弗洛伊德的深刻影响(Coles,1970),以及艾里克森自己的观点:视觉和感官的体验超前于言语的能力(Stevens,1983)。弗洛伊德指出,可以通过人们在日常生活的戏剧中表达自己的方式——无论是白日梦、个人的生活方式,还是其他表达方法——了解他们。艾里克森认为儿童的游戏是一系列视觉和感官的意象,这些意象表达了他们的生活,并且到后来才能用文字描述出来。正是从这个角度出发,艾里克森发展出了"戏剧创作测试"。艾里克森认为,通过观察成人使用缩微模型的方式(即用意象来表达戏剧化的场景的方式),可以研究人类的发展和性格的形成。

"戏剧创作测试"被呈现在一张桌子上,包括一系列的缩微模型(各种人物、动物、家具、汽车和积木)。在向成人被试介绍"戏剧创作测试"时,测试者告诉被试他"对移动图形的游戏感兴趣,希望他用这些小玩具在另外一张桌子上建造一个戏剧场景"(Homberger,1938:553)。在回答完一些典型的问题之后(例如:"我一定要用到所有的玩具吗?"),观察者离开房间,通过单向玻璃观察被试的行为。15分钟之后,观察者返回,记下被试的解释,并简要记下完成的场景。然后艾里克森通过观察空间、形状、大小和距离的动态运用来分析"戏剧创作测试"。

运用戏剧创作测试进行的研究

艾里克森最初是在对哈佛大学的 22 名男生进行研究时使用"戏剧创作测试"的（Homberger，1938）。其中，他最惊人的发现之一是，这些学生尽管都主修英语，却不会建造场景表达文学、电影和戏剧的主题。相反，所显现的场景（以象征形式表现出来）可能与他们童年的痛苦经历有关。这些痛苦的经历虽然明显受到压抑，却影响极大，使得学生们无法有意抑制住它们，听从指令建造"戏剧性的场景"。艾里克森注意到："出现在建造过程中的特定冲突表明，被试在面对玩具时，会继续他们在童年期已经停止的游戏，试图通过在游戏中积极重现来克服消极的创伤经历。"（Homberger，1938：581）

在 20 世纪 40 年代早期，艾里克森在加利福尼亚大学伯克利分校儿童福利研究院的指导研究项目中再次使用"戏剧创作测试"，进行了一项长达 20 年的纵向研究。连续三年，他每年测试 150 多个年龄在 11 岁到 13 岁的人（Erikson，1951，1963，1964，1968）。他给这些儿童的指示与给哈佛组的相似，要求他们建造一个"戏剧性的场景"。艾里克森感到这类指示能够帮助这些处于前青春期的人接受使用玩具，尽管这些玩具看起来只适合年龄小得多的孩子。

与哈佛实验不同的是，观察者仍旧待在房间里，简要记下构建场景时的不同阶段并观察孩子们的行为。当场景完成时，会问孩子两个问题："这是关于什么的？""在这个场景中最激动人心的部分是什么？"然后，拍摄下场景。

艾里克森（1951）尤其关注空间是如何被利用的，不仅是场景的空间，而且包括儿童在空间中如何移动。他会考虑以下方面：

1. 儿童运用空间的方法（例如，他是先走近玩具架然后再走向桌子的吗？他是如何连接空间的？）。

2. 游戏架构和桌面之间的关系（譬如，有多大的桌面被利用，玩具摆在什么地方，玩具的组合与桌面的形状有什么关系？）。

3. 场景的格式塔（整体和部分的关系以及部分和部分之间的关系

是什么?)。

4. 场景的独创性特点,包括独特细节的呈现。

艾里克森同时观察儿童在走近游戏场所时是否会表现出以下特点:

1. 平静、仔细、连贯。

2. 快速、精力充沛。

3. 安静,接着做出突然的、坚定的动作。

4. 敏捷,伴随着稍纵即逝的热情。

他注意到一些自发出现的具有揭示意义的话语,如:"我不知道该做什么。"他也经常强调构建过程中最后一个场景的重要作用,其特点是:重复开始的场景、让东西掉下或者坠落的倾向、无关的谈话、完美主义的倾向、无法完成整个场景,或者兴趣突然消失(有趣的是,艾里克森的这些早期的观察,与当代沙盘治疗师们的观察非常接近)。

当艾里克森审视这些前青春期少年建造的场景时,他发现了早期的创伤主题(如在哈佛实验中),还有描述家庭困难的场景、对生理或疑病症的忧虑,以及心灵-性别的冲突。对他的发现进行统计分析之后,它们显示出显著的性别差异。各个年龄段的男孩在创作中都更喜欢用积木和车辆,积木用来建造大楼、高塔等建筑物和街道。男孩的故事通常围绕着坍塌的危险。他们的场景倾向于涉及更多的物理运动,因而男孩更喜欢能移动或者代表运动的玩具。一个普遍的行为就是经常在玩具警察(男孩使用最多的人物)的控制下,沿着道路移动车辆和动物。

女孩选择积木的频率远远低于男孩,而且主要是用它们将一个结构包围起来或者是标记房子里的一个房间。比起男孩,女孩更喜欢使用家具和家庭成员模型,她们构建的场景往往侧重强调人们之间的关系,尤其是家庭成员之间的关系。创伤性的经历在她们的场景中出现较少。有时候会有动物闯入进行扰乱,虽带点威胁但不乏幽默。

艾里克森对于男孩和女孩差别的解释引起了相当大的争论,尤其是关于女孩更关注封闭的或开放的内部结构、男孩更关注行动(几乎都是外部的)和高度("上"和"下")的发现。艾里克森认为这些性别差异的根源在于男性和女性的生活经历，他将它们与两性在身体、生理和功能上的差异进行类比。他的研究后来成为蓬勃发展的女性主义攻击的目标。艾里克森对于这些攻击的回应是：尽管生理过程肯定能决定一些倾向，但这些倾向还要受到社会的影响并由其赋予意义（Stevens，1983）。也就是说，文化对于不同行为方式的态度最终决定了这些行为的价值。

结　论

艾里克森对戏剧创作测试的运用被其生命阶段的理论（至今仍吸引着专业和非专业人员的兴趣）掩盖了光辉。艾里克森和其他研究合作者都没有继续使用戏剧创作测试，尽管它被认为是一个很有价值的工具（Honzik，1951）。在运用戏剧创作测试进行上述重要的研究之后，他的兴趣从经典的研究转向了从更广泛的视角看待世界。遗憾的是，今天很多当代的沙盘治疗师并不知道艾里克森发展这样一个测试的作用，也不了解艾里克森对场景的解释既有启发性又符合当前的思想潮流。

引用文献

Coles, R. (1970). *Erik H. Erikson: The Growth of his Work.* Boston: Little, Brown & Company.

Erikson, E.H. (1951). "Sex differences in the play configurations of pre-adolescents." *American Journal of Orthopsychiatry* 21: 667–92.

—— (1963). *Childhood and Society.* New York: Norton.

—— (1964). "Inner and outer space: Reflections on womanhood." *Daedalus* 93: 582–97.

—— (1968). *Identity: Youth and Crisis.* New York: Norton.

Homberger, E. (1938) (a.k.a. Erik Erikson). "Dramatic productions test." In H.A. Murray (ed.) *Explorations in Personality*: 552–82. New York: Oxford University Press.

Honzik, M.P. (1951). "Sex differences in the occurrence of materials in the play constructions of preadolescents." *Child Development* 22(1): 15–35.

Lowenfeld, M. (1935). *Play in Childhood.* London: Victor Gollancz. Reprinted (1976) New York: John Wiley & Sons. Reprinted (1991) London: Mac Keith Press.

Stevens, R. (1983). *Erik Erikson: An Introduction.* New York: St Martin's Press.

第四章　夏洛特·贝莎·布勒："游戏王国测试"的创始人

　　夏洛特·贝莎·布勒（Charlotte Bertha Bühler，1893—1974）在沙盘游戏的历史中值得享有重要地位，因为她发现了在特定的空间使用缩微模型作为诊断与研究手段的潜力。通过使用洛温菲尔德的"游戏王国技术"为个体评估和诊断提供标准，布勒开发了"游戏王国测试"（World Test）［后被称为"玩具王国测试"（Toy World Test）］。她还对来自不同文化的儿童在特定空间内如何使用缩微模型进行了对比研究。

　　夏洛特·布勒（Bühler，也使用 Buhler，Buehler）于 1893 年在柏林出生。布勒的父亲，赫尔曼·马拉乔夫斯基（Hermann Mala-chowski），有着斯拉夫犹太背景，尽管当时的德国反犹太情绪猖獗，但她的父亲仍享有富裕的生活和显著的地位。他是一名富有才华和创新精神的建筑师，协助建造了德国第一家百货大楼。布勒的母亲生活在上流社会，优雅、美丽，但是她仍然感到灰心和怨恨，因为她所处的社会阶层阻碍了她对歌唱事业的追求。母亲将自己的抱负和事业上的追求倾注到了布勒身上。布勒是两个孩子中的长女，弟弟比她小五岁，两人关系亲密。他们一起欣赏音乐，一起远足（Allen，1980）。她对于文化美学的浓厚兴趣得益于父母的培养。

　　孩提时，布勒受洗礼成为新教徒，这是当时的上层犹太家庭为避免歧视而通常采用的方式。与处在同一阶层的很多女性相比，布勒走了一条更加知性化的道路。经过一段时间对宗教深入的学习以及其后对宗教痛苦的怀疑，布勒在她十几岁的时候，就对心理学产生了兴趣。对形而上的和宗教哲学家的研究使她对神的存在提出了强烈的质疑。她的结论是宗教不能解决形而上的问题。于是，她转向对人类思维过程的本质的研究，希望找到她急于解决的紧迫问题的答案。

进入私立学校后，布勒对哲学的追求引导她于1913年进入弗赖堡大学，在这里，她学习医学、哲学和心理学。之后她又进入基尔大学，并于1915年在柏林大学师从卡尔·斯图姆夫（Carl Stumpf）教授，完成本科阶段的学习。斯图姆夫教授是研究实验心理学的先驱人物，他给布勒提供了研究生助学金——这对当时的女性来说是首例。为了继续她自己的追求——对思维过程的研究，布勒以一贯的高度独立的姿态，回绝了他的好意。尽管遭到拒绝，斯图姆夫博士仍继续支持她，将她推荐给慕尼黑大学思维过程研究的领头人——奥斯沃尔德·屈尔佩（Oswald Kulpe）。

到慕尼黑大学不久，她遇到了刚从战争中回来的卡尔·布勒（Karl Bühler），他是屈尔佩的主要助手，是一个内科医生和心理学家。两人相互吸引，坠入爱河，并于1916年结婚。这是一个创造性的结合，带来的不仅是两个孩子［茵葛堡（Ingeborg）生于1917年，拉尔夫（Ralf）生于1919年］，而且在之后的20年中，产生出新的关于发展的研究方法，结合了对孩子生长过程的直接观察。夫妻两人在维也纳大学共事，很快成为儿童发展领域的带头人。他们的研究为从一种成熟但偏常识的角度看待童年期开辟了道路，这种方法与当时在欧洲盛行的精神分析的正统观念有着天壤之别（Massarik，1974）。他们所开发的婴儿观察方法是独特的、革新性的，所设立的新标准到今天仍在使用。基于其对正常儿童的观察，布勒夫妇制定了儿童发展的常模。事实上，格塞尔（Arnold Gessell）开拓性的研究正是建立在布勒夫妇的研究方法之上的（Allen，1980）。后来，这些关于正常儿童发展的研究将夏洛特·布勒引入了心理健康领域，其目的是为了展示心理学（具体地说就是发展的常模）对精神病学日益增长的贡献。

自1933年起，夏洛特·布勒一直与玛格丽特·洛温菲尔德保持着密切的联系，这种联系是由两位女性之间直接的、共同的、职业的吸引而激发的（Bowyer，1970）。洛温菲尔德佩服布勒在婴儿观察方面的原创性方法，布勒则对洛温菲尔德游戏王国技术的开发印象深刻，并将其看作评估认知思维与儿童发展的另一种方法。

1935 年，布勒和洛温菲尔德开始了她们之间的专业联系，当时布勒提出了一个验证洛温菲尔德的观察的效度的研究项目（Bühler，1951a）。洛温菲尔德发现，与没有情绪问题的儿童相比，有情绪问题的儿童创造出的游戏王国是不同的。例如，有情绪障碍的儿童倾向于把游戏王国中的大片地方用围栏圈起来，把野生动物放在不应放置的地方，把物品置于不同寻常的环境中，并经常使用相同的物品。洛温菲尔德从未从统计学的角度对比这些患者的"游戏王国"和那些未经挑选的正常儿童的"游戏王国"。正是布勒提出验证洛温菲尔德的研究发现的效度并使之标准化。作为维也纳大学心理学系的负责人，布勒有资源和机会来开发一种工具，对个人之间和文化之间的差异进行可靠的评估。最早的研究是在沃尔夫（Käth Wolf）和布勒的指导下，由维也纳大学的研究生范威利克（Margaret van Wylick，1936）完成的。这一原创性的研究标志着布勒对游戏王国测试研究的开始。

游戏王国测试（也叫作玩具王国测试）包含 160 个小小的缩微模型（称作元素），它们被盛放在一个 60 厘米×30 厘米×25 厘米（23.5 英寸×12 英寸×10 英寸）的盒子里，里面有隔间，各装有以下 10 种类别的小模型：人物、家畜、野生动物、房子、汽车、围圈（如栅栏）、建筑物（如桥）、大自然、战争武器和其他物品（Bühler，1951b）。此外，还有一本说明书和一些记录单（Mucchielli，1960）。布勒在治疗面谈时还使用过一套大型的含有 300 件缩微模型的设备。布勒使用的缩微模型规定了数量，这与洛温菲尔德和当代的沙盘治疗师形成了鲜明的对比，他们都没有看到限制使用缩微模型的数量和种类能带来何种好处。

布勒的研究，正如其个人生活一样，常常受到世界时事的干扰。1938 年，她在国外旅行时得知她的丈夫由于她的犹太背景而被纳粹扣押于奥地利。他们的财产被没收，社会地位被剥夺，变成了到处寻找避难所的难民。

布勒夫妇首先去了伦敦，在那里，夏洛特建立了一个研究所，研究正常的孩子，其目的是培养学生的临床观察能力，这样她很快又回到了研究的世界（Bowyer，1970）。布勒常常去洛温菲尔德的儿童心理研究院观察孩子们创造的"游戏王国"，而洛温菲尔德也十分支持布勒，鼓励自己的学生去布勒的研究所接受临床观察的培训。

后来，布勒对比较研究产生了兴趣。从 1935 年到 1940 年，她游历了整个欧洲，通过在维也纳、伦敦、奥斯陆、埃因霍温（荷兰）以及美国的研究团队为她的游戏王国测试收集数据。这种经历给她的研究增加了一个维度。研究成果发表在她 1952 年的论文《游戏王国投射模式的国家差异》（"National Differences in World Test Projective Patterns"）中（有关该研究的结果，参见本书第 40 页）。

布勒的游戏王国测试在 20 世纪 60 年代有着国际影响。1939 年，两位法国临床医生，亨利·亚瑟斯和盖德·博蒙特（Guy de Beaumont），看到游戏王国测试在荷兰的乌得勒支专业指导研究院首次进行，深为着迷，将其带回法国（Mucchielli，1960）。1949 年，亚瑟斯开发出游戏王国测试的独特的变化版本，并将其命名为"村庄测试"（Village Test，也就是使用相同的材料，只不过来访者被要求"创建一个村庄"）。1950 年，皮埃尔·马彼力提出了"村庄测试"的设备及其解释的标准。

20 世纪 50 年代，在拜访了布勒之后，法国的研究者罗杰·墨彻里（Roger Mucchielli，1960）写了一本有关使用缩微模型来诊断和治疗儿童和成人的书，书中描写了他自己独创的派生的测试，他称之为"想象的村庄"（Imaginary Village）。

1940 年，布勒夫妇搬到美国，在居无定所的日子里，他们担任了一系列的职务。1945 年，布勒成了美国公民，定居洛杉矶。她成为洛杉矶县总医院（Los Angeles County General Hospital）的首席临床心理学家（1945—1953）。同时，她还是南加利福尼亚大学医学院精神病学的助理临床教授。尽管缺乏研究经费和设施，她仍旧坚持研究。在洛杉矶期间，她出版了她的研究成果，并将游戏王国测试标准化（Allen，1980）。

20 世纪 40 年代，由于战争，布勒和洛温菲尔德失去了联系，

1950 年，她们终于再次相见并且探讨工作。洛温菲尔德发现布勒的游戏王国测试与自己的方法大相径庭。她担心这将与游戏王国技术的治疗方法混为一谈。与洛温菲尔德见面后，布勒继续使用缩微模型来进行评估和诊断，但试图通过将它命名为"玩具王国测试"同游戏王国技术加以区分。

布勒一直从事有关她的游戏王国测试的研究和写作，同时也组织了一些其他活动。晚年，她与亚伯拉罕·马斯洛（Abraham Maslow）、卡尔·罗杰斯（Carl Rogers）和维克多·弗兰克尔（Viktor Frankl）合作，组织了旧塞布鲁克（Old Saybrook）大会，并于 1964 年发展为人本主义心理学运动（Massarik，1974）。20 世纪 60 年代早期，她成为人本主义心理学协会的主席。

1972 年，布勒身染微恙，搬回德国。不过"这既没有终止她的创作，又没有使她停止与世界各地学者的积极合作"（Massarik，1974：6）。她一直活跃在学术界，直到 1974 年 2 月 3 日在睡梦中去世，享年 80 岁。

游戏王国测试的基本原则

游戏王国测试和洛温菲尔德的游戏王国技术之间的基本区别显而易见，不仅目标不同（诊断对治疗），使用材料和空间的方法也不同。在游戏王国测试中，布勒没有使用沙盘。相反，她推荐在桌面或地板上使用缩微模型。她没有明确指出所用桌面或地板空间的尺寸，但却建议至少需要 1.8 米的地面空间，以便来访者有足够的空间走动并观看作品（Bühler，1951a）。布勒不用沙子可能是基于范威利克（van Wylick，1936）的研究，该研究表明使用沙子似乎没有给孩子的治疗效果带来不同。有趣的是，有时布勒在进行游戏治疗面谈时，又确实为来访者提供一满盒沙子（Bowyer，1959）。

正如所料，布勒对沙子和传统沙盘的舍弃引发了洛温菲尔德和布勒各自的追随者之间的争议。争议的结果就是，鲍耶（Bowyer，1959），洛温菲尔德的一个同事，用比范威利克（1936）采用的更大的样本进行了研究，以确定沙子对治疗过程到底有无影响（关于这一研究的细节见第七章）。与范威利克早期的发现（1936）相反，鲍耶发现，来访者使用沙子能给他们的体验增加一个重要的维度，为可获取的想象力资源提供了另一个重要的诊断指标，并提供了一种拓展个体的视野来看待事物的能力。鲍耶的研究是在布勒完成其游戏王国测试的主要工作之后进行的。

游戏王国测试的介绍

有趣的是，尽管布勒的测试是标准化的，但给被试的指示是开放式的，与洛温菲尔德和当代沙盘治疗师采用的指示极为相似。她的做法是把缩微模型和其他设备呈现给被试，邀请他们随心所欲地自由创造。

测试者的回应

游戏王国测试手册规定在测试中测试者要遵守具体的步骤。5～10分钟之后，测试对象被询问："你在做什么？"测试者要定期问一些问题，并偶尔说一些鼓励和赞美的话，以得到尽可能多的信息。此外，测试者应该显得忙于自己手头的工作，对受测对象仅偶尔表现出兴趣。20～30分钟后，测试者应该问测试对象他们在做什么，是否已经完成。如果测试对象想继续，测试者可以允许他们继续做下去。

有关游戏王国测试的研究

从20世纪30年代后期到50年代中期，布勒继续开展有关游戏王国测试的研究并发表了几篇研究成果。其中有些文章是与学生或同事合作写成的（Bühler & Carrol，1951；Bühler & Kelly，1941；Lumry，1951；Michael & Bühler，1945），有些则由她独立完成（Bühler，1941；Bühler，1951a；Bühler，1951b；Bühler，1952）。她的研究有两个目标：第一，她想发展出一些科学的指南，以用于理解游戏王国。具体来讲，她想开发一种工具，来评估"临床的"游戏王国和"正常的"游戏王国的不同。第二，她对不同的群体是否有相似的投射模式感兴趣。她采用游戏王国测试来确定来自五个不同国家的孩子的创造作品是否有民族差异。

布勒（1951b）的文章《游戏王国测试：指导手册》（"The World Test：Manual of Directions"）是一部专著的一部分，与卢姆里（B. Lumry）和卡罗尔（J. Carrol）合作完成，发表在《儿童精神病学杂志》（*Journal of Child Psychiatry*）上。这部大型的专著则是对游戏王国测试标准化研究的概括。在文章中，布勒展示了她关于"临床的"和"正常的"游戏王国的研究成果。她描述了她称为"标志"（signs）的事物——情绪困扰和/或智力迟钝的指标。布勒指出，几乎在所有的测试对象中都能发现一种标志，不管他们是否有情绪困扰。两种标志，尤其当其中一种是 CRD 标志（注释见下文）时，似乎是严重的情绪困扰的指标。

布勒确定的相关标志有：

1. A 类标志：攻击性的游戏王国标志（A-signs，Aggressive World Signs：士兵打仗、动物狂咬或出现野生动物、事故、人们受伤、摔倒以及暴风雨肆虐）。布勒发现在儿童的游戏王国中出现攻击性的标志是正常的，并且这种标志在首次作品之后的作品中尤为明显。在首次作品中就出现 A 类标志表明存在更强大的攻击的可能性。她还发现，有情绪困扰的孩子在沙盘中更频繁地描绘事故，描绘多起事故则表明他们的怨恨很深。布勒将"游戏王国"中的暴力理解为可能是攻击性的投射。布勒还发现，可以从积极的方面将攻击性的工具理解为保护和防御，也可理解为破坏。

2. E 类标志：空白的游戏王国标志（E-signs，Empty World Signs）。对于何种游戏王国可称为"空白的"游戏王国，布勒有着相当严格的要求，对当代沙盘游戏治疗师来说，这种严格要求可能限制了该标志的关联性。但最有趣并可能实用的是布勒对于空白的游戏王国的意义的临床观察。布勒对一个空白的游戏王国的标准规定如下：（1）少于 50 个元素；（2）在全部 12 个类别中，使用的元素少于 5 个；（3）主要的人群被省略了（例如，没有大人只有小孩，或者只有士兵和警察）。

在布勒看来，8 岁以下儿童的游戏王国一般是相当空白的。她指出，这可能反映出儿童尚未发展的心理状态。对较大的孩子和成年人来说，空白的游戏王国表明他们智力迟钝和/或情感匮乏，尽管大多数空白的游戏王国表明的是情绪缺陷而不是智力缺陷。空白的游戏王国暗示了内心的空虚、情感的孤独，或者相反，暗示了独处的需要。它也可能暗示对任务的阻抗、对特定物体的情绪固着（emotional fixation），或者受阻的创造力。完全省略人物有两方面的含义，要么反映了逃避人群的渴望，要么是对人群的藐视。

3. CRD 类标志：扭曲的游戏王国［CRD-signs，Distorted Worlds：“封闭的”（closed）、“僵化的”（rigid）、“无序的”（disorganized）游戏王国］。布勒将封闭的游戏王国定义为部分或完全用围栏或围墙封闭；僵化的游戏王国是指动物、人物或者事物以固定、严格的方式非现实地排列成行；无序的游戏王国是指缩微模型孤立地、凌乱地摆放在毫不相干的地方。与 A 类标志或 E 类标志相比，CRD 类标志更能表征严重的情绪困扰的症状。布勒发现：（1）她所测试的所有的情绪困扰被试所创造的游戏王国中至少有一种 CRD 标志；（2）每种 CRD 标志都表征相似的困扰症状。例如，测试对象经常互换使用 CRD 标志，先建造一个封闭的游戏王国，再建造一个僵化的游戏王国。CRD 标志可能暗示着不安全感、封闭的需要、思想僵化和困惑。

布勒把游戏王国中的封闭解释为表征试图确定自己或者禁锢敌人。她认为封闭的游戏王国暗示那些个体需要保护，他们没有安全感或求助于那些自我保护的设备以隐藏他们的情绪。她观察到，如果一位来访者在没有使用任何其他材料之前就先竖起围栏，这表明其有不同寻常的受保护的需要。僵化的游戏王国暗示不同程度的强制性的秩序、完美主义和过度的恐惧。无序的游戏王国对年幼的儿童而言，不一定暗示其有严重的情绪困扰，但对较大的孩子和成年人而言，却能暗示其人格结构不同程度的混乱和解离。智力迟钝的个体所创造的游戏王国则明显更加空白和扭曲。布勒观察到，某些个案在把玩缩微模型时产生的创伤回忆太过强烈，结果什么都建不成。

布勒于 1952 年发表的文章《游戏王国测试投射模式的国家差

异》，是对她5年来关于国家差异研究的一个回顾。在这项原创性的、革新性的研究中，她使用早期确立的5个情绪困扰"标志"，对264名来自5个不同国家（美国、奥地利、英国、荷兰和挪威）的儿童进行测试。通过对孩子们创造的游戏王国作品进行分析，布勒认为其表明了以下民族趋势：美国组表现出强烈的攻击性的特征，创造的是人口密度大的游戏王国，布勒认为这表现了该国文化中竞争和合作的冲突。奥地利的孩子比其他任何一组都表现得更为好斗和僵化，还有些无序，这暗示了这个国家文化中僵化、伴随混乱的攻击性、开放、无抵御力与无序之间的矛盾。英国孩子表现出强烈的防御意识，将自己和外界隔离，并且有好斗的趋势，这正好证明了英国历史上长期通过强化军事来自我保护、抵御外敌的特点。荷兰孩子攻击性最弱，倾向于建造结构僵化的小小世界，他们的游戏王国的特点是整齐、僵化，缺乏想象力，有撤退而不是进攻的趋势，这与他们的文化相一致。挪威的孩子建造的是人口相当稀少、没有攻击性的空白的游戏王国。这种开放、无人居住的空间似乎指向他们对挪威文化中生活的非常个人化的反应：毫无防御、无攻击性、退守、无序。

布勒用她对不同国家孩子的个案研究来说明她在民族差异方面的研究成果，同时也说明孩子们在防御焦虑时采用的不同方法，这与她以前把游戏王国测试仅仅看成是诊断的辅助手段明显不同。

布勒的跨文化研究成果对沙盘治疗师而言具有重要意义，因为它们强调在观察建造的沙盘时必须考虑深远的民族/种族以及个体间的差异。如果对来访者在沙盘中或微妙或明显表现出的文化背景保持清醒的认识，就能更充分地理解心灵的更深层所发出的声音。

结 论

我们应从更广阔的视角来看待夏洛特·布勒做出的重要贡献，不能仅包括她对游戏王国测试的研究。布勒的声望、知识和研究背景，使应用科学方法研究沙盘的可能性第一次变成现实。作为一位理论学家和思维缜密的研究者，布勒无疑是最适合这项工作的人选。她的科

沙盘游戏：过去、现在和未来

学思维能够逐一识别沙盘中出现的大量模式的意义，从而为解释游戏王国建立了一个标准化的系统。

布勒独特的综合素质使游戏王国技术吸引了一批新的听众：科学界人士。她工作中的结构化、形式化主体影响了许多追随她的研究者。直到现在，还有很多研究者（其中有些是荣格学派的）在使用她的诊断标志进行大量的研究。

遗憾的是，当代沙盘治疗师倾向于低估布勒的贡献。许多人并不了解她的研究成果。另外有些人则认为她的研究太学术化，过多地强调理性因素。一些人说她重视科学方法而不是直觉方法，所以她的研究对当代沙盘治疗取向来说是不实用的。她没有使用沙子，只是强调前一两个"游戏王国"的诊断，而不是审视一系列的图画。这样的批评虽然有一定的道理，但与布勒敏锐的思维、对沙盘理解的清晰度及洞察力相比，则瑕不掩瑜。这种完全可以和直觉结合起来的清晰度，对于充分理解沙盘治疗过程是不可或缺的。

引用文献

Allen, M. (1980). Bühler, Charlotte Bertha. In B. Sicherman and C.H. Green (eds) *Notable American Women: The Modern Period: A Biographical Dictionary*. Cambridge: The Belknap Press of Harvard University Press.

Arthus, H. (1949). *Le Village: Test D'activité créatrice*. Paris: Presses Universitaires de France.

Bowyer, L.R. (1959). "The importance of sand in the World Technique: An experiment." *British Journal of Educational Psychology* 29: 162–4.

—— (1970). *The Lowenfeld World Technique*. Oxford: Pergamon Press.

Bühler, C. (1941). "Symbolic action in children." *Transactions of the New York Academy of Science* 17: 63.

—— (1951a). "The World Test: A projective technique." *Journal of Child Psychiatry* 2: 4–23.

—— (1951b). "The World Test: Manual of directions." *Journal of Child Psychiatry* 2: 69–81.

—— (1952). "National differences in World Test projective patterns." *Journal of Projective Techniques* 16(1): 42–55.

Bühler, C. and Carrol, H.S. (1951). "A comparison of the results of the World Test with the teacher's judgment concerning children's personality adjustment." *Journal of Child Psychiatry* 2: 36–68.

Bühler, C. and Kelly, G. (1941). *The World Test: A measurement of emotional disturbance*. New York: Psychological Corporation.

Lowenfeld, M. (1950). "The nature and use of the Lowenfeld World Technique in work with children and adults." *The Journal of Psychology* 30: 325–31.

Lumry, G.K. (1951). "Study of World Test characteristics as a basis for discrimination between various clinical categories." *Journal of Child Psychiatry* 2: 14–35.

Mabille, P. (1950). *La Technique du Test du Village.* Paris: Presses Universitaires de France. (Reprinted: Dufour, 1970.)

Massarik, F. (1974). "Charlotte Bühler: A reflection." *Journal of Humanistic Psychology* 14: 4–6.

Michael, J.D. and Bühler, C. (1945). "Experiences with personality testing in a neuropsychiatric department of a public general hospital." *Diseases of the Nervous System* 6(7): 205–11.

Mucchielli, R. (1960). *Le Jeu du Monde et le Test du Village Imaginaire.* (The World Game and the Imaginary Village Test.) Paris: Presses Universitaires de France.

van Wylick, M. (1936). *Die Welt des Kindes in seiner Darstellung.* Vienna: Josef Eberle. (Summarized in Bowyer, L.R. [1970]. *The Lowenfeld World Technique.* Oxford: Pergamon.)

沙盘游戏：过去、现在和未来

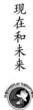

第五章 赫达·波尔加和里斯洛特·费舍尔："缩微游戏王国测试"的创始人

20世纪30年代中期，赫达·波尔加（Hedda Bolgar）和里斯洛特·费舍尔（Liselotte Fischer）——奥地利心理动力学取向的临床医师兼亲密好友——合作开发了"缩微游戏王国测试"（又称"波尔加-费舍尔游戏王国测试"）。她们熟知洛温菲尔德的工作进展，并且知道生活在维也纳的夏洛特·布勒采用洛温菲尔德的材料做研究。

波尔加和费舍尔当时热衷于发展一种针对成年人的非语言的跨文化测试，它能够像罗夏墨迹测试（Rorschach Ink Blot Test）或主题统觉测试（Thematic Apperception Test，TAT）那样为临床诊断提供帮助。为了开发测试，她们选择了一些人们普遍熟知的小型玩具和物品，那是一代代的孩子们共同使用的（personal communication, Hedda Bolgar, October 27, 1991）。波尔加和费舍尔没有像克莱因那样，采用游戏治疗的模式来使用小型玩具，而是采用了一些与洛温菲尔德所用的相似的材料来开展测试（Fischer, 1950a）。她们也尝试像布勒那样使这种测试方法标准化，但计分方法与布勒不同。

波尔加和费舍尔的目标是开发一种非言语的投射工具，通过这种工具可以观察人们的动机、选择及创造性行为的象征表征。她们相信，通过观察小型元素（缩微模型）如何摆放从而进入相互关系当中，由此建立一个完整的结构（格式塔的感觉），从中可以看到创造性过程是如何展开的（Fischer, 1950a）。她们还认为，她们使用"游戏王国"材料的方法是独特的，因为它能让她们直接观察到在标准化的设置中，成人是如何把他们看待世界的方式以视觉化的形式呈现出来的。与洛温菲尔德不同的是，她们认为，"游戏王国"的材料不仅仅是治疗中的一种交流方式，而且是"一种具有高度的投射价值的方法的媒介"（Fischer 1950a：66）。

1938年，由于第二次世界大战，两位女士双双离开了维也纳。赫达·波尔加去了美国，进入芝加哥大学，在芝加哥接受了分析培训。在美国中西部期间，她开设了如何使用"缩微游戏王国测试"的培训工作坊，受到了同事们的热烈欢迎。后来，她搬到洛杉矶，靠一笔资助与弗朗兹·亚历山大（Franz Alexander）一起进行研究工作。

里斯洛特·费舍尔首先去了巴西，之后到瑞典，最后来到美国，并最终在美国东海岸作为一名儿童心理学家开创了自己的事业。

波尔加和费舍尔的初衷是想在美国推广她们的测试，但很快她们遇到了意想不到的困难。首先，她们在战争期间很难买到测试用的玩具。其次，她们对布勒在使用缩微模型作为标准化测试中的浓厚地域情感深感惊讶，尽管她们的测试是针对成人的而布勒的测试是针对儿童的，同时她们所用的设备和使用的缩微模型的种类也不同。布勒并不反对她们做研究，但却不想让她们推广测试材料。

缩微游戏王国测试的基本原则

和布勒的玩具王国测试一样，缩微游戏王国测试包括特定数量的缩微模型和类别（共有15个类别232个缩微模型：房屋、围栏、树、外貌清晰可辨的人物和个性化的人像、士兵、家畜和野生动物、狗、车、船、飞机、火车、桥，还有一些诸如冰淇淋车、旗语之类的物件，都属于"细节"类别）。这些缩微模型五颜六色，但几乎都是图式的，由木材或者金属制成（Bowyer，1970）。这些缩微模型放在敞开的盒子里，盒子放在一张直径约1.5米的八边形桌子上（personal communication，Hedda Bolgar，October 27，1991）。她们在圆桌和方桌之间折中了一下，选择了八边形桌子。被试就在这张八边形桌子上进行创作。测试不使用沙子，因为她们觉得沙子对成年人不合适，而且她们的测试在不使用沙子的情况下更易标准化。被试可以任意使用他们喜欢的材料，多少均可。测试没有时间限制。被试的行为和说出的话语被完整记录下来。测试者可以回答所有的问题，但是并不鼓励交谈。作品完成后，对被试进行简要的提问，以获取被试自发的解释、观察和评价。测试结束时测试者对作品进行概略的图解。

出版物及专业性的讲演

1940 年在美国心理学会大会上，波尔加博士正式介绍了波尔加和费舍尔对"游戏王国"材料的标准化，1947 年又在《美国矫正精神病学杂志》（*American Journal of Orthopsychiatry*）的一篇文章中进一步阐述了这一问题。标准化基于对 100 名具有不同社会经济背景的正常成人的研究。这 100 人年龄从 18 岁到 70 岁不等，其中男女各 50 人，是二战前从奥地利的多国公民中随机征选的（Bowyer，1970）。

1950 年费舍尔写了两篇文章。一篇是关于缩微游戏王国测试的综述，收录在一本关于人格评估的书上（Fischer，1950a）。另一篇在1949 年矫正精神病学年会上首次作为论文宣读，之后发表在其出版的刊物上（Fischer，1950b）。两篇文章都探讨了如何运用缩微游戏王国测试来区分正常个体和临床个体（例如，智力迟钝、酗酒、神经症、机能障碍、精神病性和精神分裂的人）。

计分类别

赫达·波尔加和里斯洛特·费舍尔提出了六种计分类别，为人们观察来访者的行为以及理解沙盘场景提供了有价值的方法。她们提出的六种类别包括：选择、量化、形状、内容、行为和言语表达。

1. 选择（被试选出的缩微模型的类型）。被试选出的第一个缩微模型往往是最重要的，因为波尔加和费舍尔认为这个缩微模型通常决定了整个构造的特点。他们发现被试首先选出的通常是房屋或桥梁。

2. 量化（所选物品的数量、构造的变化和所使用空间的大小）。在其标准化的模型集合中，所用物品的数量从 35 个到 120 个不等。

人格内在的丰富性和开阔程度可以从构造的变化（由所用物品的数量和类别的数量之比来判断）以及所使用空间的大小（构造实际占用的可供使用的空间）中推论出来。

3. 形状（作品的几何形状、被试创建构造的视角或角度、对底座或桌子的使用、每个构造可移动的方向、作品的对称性或平衡性）。波尔加和费舍尔对形状的这5个方面的发现如下：

（1）几何形状：无论是单独出现还是和其他形状一起出现，方形或矩形都是最为普遍的，圆形以及圆形和线形的组合只是偶尔出现。

（2）视角：大多数的构造都是全方位开放的，可以从任何角度观察。那种像舞台上呈现的、有明确的前景和后景图的景象很少出现。

（3）底座：桌子主要用作底座，其形状及木纹很少被视为构造的一部分。

（4）方向：物体通常都是向各个方向自由运动，不会偏向某一个方向。少数作品会让所有的物品都指向被试，或朝向被试或离开被试运动。

（5）对称：所有的构造中绝大多数都是不对称的。

4. 内容。包括所构建出的构造，但相对着重考虑以下几个因素：实际用途（P）、逻辑建构（L）、社会因素（S）、活力和趣味（V）以及美学因素（E）。大多数被试会建造一个现实的城镇、村庄，或农村居住区，周围灌木和绿树环绕，他们很少试图重建现实中存在的地方。然而，几乎每种构造都包含一些不现实的因素。比方说，长在街道中央的树、不起作用的桥梁。此外，对缩微人物模型的描绘也很逼真，像在真正的生活中一样工作、玩耍。构建过程中侧重点的不同也可反映出个体差异。有些被试注重把动物安排在谷仓场院或把房子建在街道上这类实际问题（P）；其他一些人则对抽象的结构问题感兴趣，比方说海港里船舶间的相互联系（L）；还有人注重社会组织（S）；而另一些人则看重自然及人和动物的自然驱力（V）。少量的被试强调风格、形状与色彩等美学方面（E）。

5. 行为（意愿、工作方法、速度、把握性）。不愿参与的人是很少见的，充满热情和迅速投身任务是最常见的反应。有两种截然不同的工作方法：最普遍的方法是认真规划全局，一边建造一边加进细节；另一种则毫无计划和组织。一般人的工作表现是速度中等、把握性一般。（成人表现出的工作方式恰巧与范威利克 1936 年对孩子的调查结果吻合：年幼的儿童只是随意地将一块块小模型拼凑成大的构造，而学龄期的儿童则有总体的结构蓝图，然后再加入细节。有趣的是，有些成人的工作方法与学龄前儿童类似。）

6. 言语表达（自发评论的类型和数量）。完全只有非言语的行为是不常见的。绝大多数被试至少在需要特定的物品或某种类别的物品时会问一个问题。在大多数的记录中，至少有一句自发的评论，所说的话有助于了解其人格。

研究成果

波尔加与费舍尔（1947）开发了一份计分表，来评估 100 个成人被试的表现。根据这些评估，"正常的"表现（至少在不少于 50％的个案中观察到）被创建出来，涉及构造的主题和类型、选择和动机、形状、量化、表征的现实性以及对在美国文化中生活的五个选择的相对侧重。一种"正常的"表现是从被试挑选房子或桥梁开始的。然后：

> ……接下来的选择并非源于内在的动机而是由材料决定的。被试会自由发挥，建一个城镇或村庄。他会选房子，其中包括教堂，但未必会选其他公共建筑物。他的构造中包括树、篱笆、普通的人、特殊的人、狗、家禽、汽车、桥，至少有一辆马车或一个卖软饮料的售货亭之类的细节，还在某处修一条路。被试需要 35 件到 120 件材料，并将它们分配到上述 8 种到 10 种类别当中。整个构造是方形的或主要使用方形的元素。构造的四周是开放的，桌子仅仅用作底座，所有人物朝着各个方向自由移动，安排是非对称的。这个微型小镇是现实的，其中的人、动物和物品按被试在现实生活中观察的那样呈现出来。
>
> 被试的行为特征是充满热忱的，或至少是合作的。被试会分析任务，虽然慢条斯理，却有着充分的把握。他的话不多，但会

解释他所做的是什么，偶尔也会问一些关于材料的问题，要他想用却找不到的物品。(Bolgar & Fischer，1947：123)

为了确定这种计分方法是否受文化因素的影响，波尔加与费舍尔分别对四个地理区域——欧洲中部、斯堪的纳维亚、巴西和美国的25～75位被试进行了缩微游戏王国测试。他们发现文化差异是可以忽略的，并大多与内容的次要细节有关，这个重大的发现与布勒对文化差异的研究（1952）不同，布勒的研究表明来自不同国家的孩子创造的游戏王国是截然不同的。

费舍尔（1950b）利用有关"缩微游戏王国测试"的研究确定她们的计分方法是否会在正常组和临床组中有差异。事实上，她发现计分体系确实能将临床组与非临床组区分开来。临床组的功能失调标志要多得多（见下文），尽管许多正常的被试所创造的"游戏王国"也包括一个临床的标志。然而，她也发现，这种计分体系不能明显区分具体的临床组（比如酗酒和精神分裂），因为在不同诊断的临床组中，有太多相同的标志出现。

费舍尔总体的发现与卢姆里的研究一致。卢姆里（1951）采用布勒的游戏王国测试来评估四组美国和欧洲的孩子（年龄在6岁半到9岁半之间）：正常的（非临床的）、智力迟钝的（智商低于75的）、缺乏交际的、口吃的。结果发现游戏王国测试能区分正常的儿童和其他三组（$p<0.01$），但是不能对这三组儿童进行区分。

尽管波尔加与费舍尔的计分体系不能明显区分临床组，但是出现了几个有意思的趋势：

1. 与正常组相比，临床组创造的"游戏王国"有以下特点：空洞、无序的过度拥挤、缺乏普通的驱力（使用的物品太少）、在与他人的关系方面缺乏平衡（使用了过多或过少的人物）、构造的形状严重偏离正常形式。

2. 酗酒组使用的物品极少，但种类繁多，这显示他们的能力被埋没或没有发挥。他们构筑的"游戏王国"是不真实的、人口稀少的，他们不大愿意合作。

3. 神经症组比酗酒组显得更具适应性。他们使用的物品及其种类

以及对物品的现实性使用与正常组相似。但是，神经症组创造的"游戏王国"形状松散，偏离正常，缺乏组织性。

4. 智力低下组（智商在 29 至 75 之间）不会自发地工作，他们需要更直接的指示和鼓励才会开始。他们主要把"游戏王国"建成一排排的或重复性的构造。例如，一座房子前有个人，另一座房子前也有一个人，等等。他们的构造看起来不现实，用的物品也很少。

5. 躁狂组使用很多物品，选择很多种类，他们的构造特别丰富，显得过火，有点令人困惑。

6. 精神分裂组同正常组差别最大。他们不现实地使用单个的物品，所建的"游戏王国"形状离奇，构造空洞，从少数几个类别中挑出很多物品。一些"游戏王国"没有人，一些"游戏王国"有很多人。

结　论

到 1947 年，波尔加失去了进一步研究这类测试的兴趣，后来，她在洛杉矶精神分析研究院担任培训分析师，并在洛杉矶创建了赖特学院（Wright Institute）。费舍尔则继续研究和发表文章（personal communication，Hedda Bolgar，October 27，1991），1950 年她把重心完全转向纽约的儿童诊所，一直到 20 世纪 80 年代退休。

波尔加与费舍尔通过开发计分体系以及针对成人的规范标准，把"游戏王国"的材料推向了更广阔的领域。她们希望发展一种非语言的测试，与罗夏墨迹测试和其他常用的投射工具并立。她们的心理动力学背景使她们对测试的结果有独到见解，为游戏王国材料增加了另一个可能的理论维度。然而，在"缩微游戏王国测试"发展几十年后，这一规模可观的研究并没有引起沙盘游戏治疗师或对投射测试感兴趣的临床医生的注意。我们相信：她们的计分类别传达了一种与当代沙盘游戏治疗师所采用的相似的方法，如果了解它，就能更结构化地、有组织地理解和分析沙盘。

引用文献

Bolgar, H. and Fischer, L.K. (1940). "The toy test: A psychodiagnostic method." *Psychological Bulletin* 37: 517–18.

—— (1947). "Personality projection in the World Test." *American Journal of Orthopsychiatry* 17: 117–28.

Bowyer, L.R. (1970). *The Lowenfeld World Technique*. Oxford: Pergamon Press.

Buhler, C. (1952). "National differences in World Test projective patterns." *Journal of Projective Techniques* 16(1): 42–55.

Fischer, L.K. (1950a). "The World 'Test'." In W. Wolff (ed.) *Personality Symposia on Topical Issues: Projective and Expressive Methods of Personality Investigation* ("*Diagnosis*"): 62–76. New York: Grune & Stratton.

—— (1950b). "A new psychological tool in function: Preliminary clinical experience with the Bolgar–Fischer World Test." *American Journal of Orthopsychiatry* 20: 281–92.

Lumry, G.K. (1951). "Study of World Test characteristics as a basis for discrimination between various clinical categories." *Journal of Child Psychiatry* 2: 14–35.

van Wylick, M. (1936). *Die Welt des Kindes in seiner Darstellung*. Vienna: Josef Eberle. (Summarized in Bowyer, L.R. [1970]. *The Lowenfeld World Technique*. Oxford: Pergamon.)

沙盘游戏：过去、现在和未来

第六章　多拉·玛利亚·卡尔夫：
"沙盘游戏" 的创始人

多拉·玛利亚·卡尔夫（Dora Maria Kalff）是荣格学派沙盘游戏方法的创始人，于 1904 年 12 月 21 日出生于瑞士。她在里切斯维尔长大，那是一个位于苏黎世河畔的小村庄，离苏黎世大约 20 公里。卡尔夫的父亲名叫奥古斯特·盖提克（August Gattiker），是一个传统的家长，卡尔夫非常尊敬他，并一直与他保持亲密的联系。卡尔夫的父亲深爱着他的四个孩子，在人们的记忆中，他非常严格，但公正、慷慨。他是一名纺织商，也是瑞士的政界要人。他多次担任所属镇的镇长，并被选为国家顾问（相当于美国的参议员或国会代表）。二战期间，他坚决反对纳粹，结果上了黑名单，并在瑞士被占时成为要被消灭的对象。由于其显赫的地位以及能够联合全世界其他纺织商的能力，他能够帮助满足战时瑞士对于纺织品的需求（Peter and Martin Kalff，personal communication，1990）。

卡尔夫的母亲名叫莉莉·盖提克-索特（Lilly Gattiker-Sautter），她也是瑞士人，来自一个世代生活在里切斯维尔的家庭。多拉·卡尔夫是四个孩子中的第三个（她有两个姐姐、一个弟弟）。在卡尔夫的记忆中，母亲是一个热情、温柔、乐于助人的人，她喜欢音乐、艺术及绘画——她在孩子们身上也培养了这些兴趣（Montecchi & Navone，1989）。据卡尔夫的儿子们说（personal communication，1990），他们和外祖母在一起的经历充满了温暖、爱和接纳。确实，她母性的品质也得到家庭之外其他人的公认，镇上有 32 个孩子选她做教母（Johnson，1990）。

脆弱的身体在童年期和青年时代始终折磨着多拉·卡尔夫，阻碍她参加体育运动，从而使她养成了一种自然的内倾性格，内心世界丰富而充实（Montecchi & Navone，1989）。幸运的是，虚弱的身体并没有给她带来终生的烦恼，在成年后的大部分岁月里，她的健康状况良好，并且远比她的三个姐弟长寿（Peter and Martin Kalff，personal communication，1990）。

由于听说气候会影响她的呼吸状况，卡尔夫在十多岁时被送到圣莫里茨附近位于阿尔卑斯山高处的一所寄宿学校。在那里她加入了享有盛名的费坦女子学校（Girls School of Fetan），1923年于人文学科大学预科（Humanistic Gymnasium）毕业。她学习的课程相当于美国大学的两年课程。在读大学预科时，老师们都认为她是一个非凡的学生，鼓励她追求对冷僻深奥研究和外语的兴趣。她学习了拉丁文、希腊文以及梵语，对东方文化产生了浓厚的兴趣，并着迷于异国的思想、人物和地方（Peter and Martin Kalff，personal communication，1990）。这些广泛多样的兴趣注定要在她未来的个人生活和专业生涯中扮演重要的角色。

毕业以后，卡尔夫追求她自己在教育、艺术和精神上的兴趣（在那个时代，她所处的社会阶层的女性的传统选择），而不是走一条职业取向的道路。她在伦敦的韦斯特菲尔德学院上学，主修哲学。后来，因为她的音乐天赋，她离开伦敦去法国，向著名的钢琴家罗伯特·卡萨德修（Robert Casadesus）学习音乐。在他的指导下，她拿到了演奏家文凭。

卡尔夫充满创造力的道路接下来带领她走向意大利，在那里她学习艺术书籍装订术。在佛罗伦萨一个朋友家里，她遇到一个意大利男子并和他坠入爱河。但是，因为宗教信仰不同（卡尔夫的家庭信奉新教，他的家庭信奉天主教），卡尔夫的父亲反对这桩婚姻并命令女儿返回瑞士。她带着深深的创伤和失望回去了，思忖要跟随姐姐加入修道院（Montecchi & Navone，1989）。但修道院的生活并不适合她。

在卡尔夫的姐姐安排的一次社交活动中，她遇到了 L. E. A. 卡尔夫（Leopold Ernst August Kalff），他是乔恩·卡尔夫（Jon Kalff）的小儿子及其家族私有的荷兰银行的初级成员（Johnson，1990）。

1934 年，她在 29 岁时和 L. E. A.卡尔夫结婚并和他一起移居荷兰。她丰厚的嫁妆与卡尔夫的家族基金相得益彰，夫妇俩过着舒适的生活，有许多共同的爱好，两人尤其对东方感兴趣，而 L. E. A.卡尔夫曾在东方生活过几年。

1939 年，卡尔夫为了生第一个儿子彼得返回了瑞士。儿子出生后，她又回到荷兰。回到荷兰后仅 6 个月，纳粹入侵的威胁和年幼儿子的疾病迫使她再次离开，而她丈夫仍然留在荷兰（Johnson，1990）。她和孩子幸运地赶在战争吞没荷兰之前搭乘最后一趟列车离开了这个国家。

卡尔夫返回瑞士后，在自己的国土上被当作外国人对待，因为婚姻使她失去了瑞士国籍。在战争岁月里始终不被承认为瑞士公民使她的生活无比艰辛。她得不到食品券或其他授予公民的特权。她与丈夫一起过的富裕生活突然消失。纳粹冻结了卡尔夫家族在荷兰的生意（银行）和经济来源。尽管父亲在瑞士再三地试图给予她帮助，但卡尔夫回绝了，她宁愿自立。关于这一时期她谈道："所有的事情都靠我自己，所有的事都扛在我的肩上，我对一切负责。"（Montecchi & Navone，1989：395）

1944 年，卡尔夫搬到帕潘（Parpan）这个小村庄居住，因为她的儿子患有呼吸疾病。这个位于格劳宾登山脉高处的村庄原本是一个滑雪度假的休养所。彼得，一个合群、外向的少年，很快与定期来村庄度假的家庭里的小孩交上了朋友。这些小朋友常常在卡尔夫家里玩耍。一天，一个小朋友的母亲打电话给卡尔夫，邀她聚一聚，因为她观察到：当她的孩子从卡尔夫家中玩耍回来后，总是看起来很放松、很愉快。她对这个为孩子们创造积极氛围的女人感到好奇。她们的会见点燃了终生的友谊之火，也点燃了卡尔夫生命的新方向：这个女人是格莱特·荣格-鲍曼（Gret Jung-Baumann），卡尔·古斯塔夫·荣格的女儿（Kalff，1982）。

事实证明，卡尔夫与格莱特相识，在许多层面上是幸运的。1948 年卡尔夫的父亲去世，由于反战的种种努力导致经济上的挫败，他只留下了一小笔遗产。卡尔夫刚好利用这一笔钱开始新的追求。格莱特建议：既然卡尔夫与孩子们相处这么有天赋，她应该去学习心理学。格莱特还将卡尔夫介绍给她的父亲 C.G. 荣格，会见后荣格也同意：卡尔夫对孩子的天赋表明她适宜从事心理学相关的职业。

二战结束后，卡尔夫的丈夫时常到瑞士看望她。1946 年，她的次子马丁出世。但是，战争造成的分离使他们的婚姻破裂，1949 年两人离婚。同年，卡尔夫在苏黎世的荣格研究院开始了为期六年的学习。1950 年，她认为需要住得离研究院近一些，通过一个熟人，她听说附近昭里康（Zollikon）小镇里的一座旧农舍要出售，就买了下来。农舍是一座古老的乡村风格的房屋，建于 1485 年，墙厚 0.6~0.9 米，院子里还有一眼喷泉。一看到这座房子，直觉就告诉卡尔夫这是她将来生活和工作的理想环境。它超出了卡尔夫带有"三间卧室、一间带窗的起居室、长着葡萄树的花园、一座圣母玛利亚像"的要求（Chambers，1988-9）。她立即聘请荣格的儿子——建筑师弗朗茨（Franz）——着手为她翻新房屋。完工时，荣格一家参观了这座修葺一新的房屋，非常喜欢，荣格甚至开玩笑地建议要和她对换房子。

1954 年卡尔夫仍在荣格研究院学习的时候，在苏黎世旁听了洛温菲尔德发表的演讲。洛温菲尔德的游戏王国技术给她留下了深刻的印象，激起她继续探索的兴趣，并将这一新方法告诉了荣格。荣格记起1937 年在法国参加会议时，曾正式回应过洛温菲尔德的报告。他认识到游戏王国技术作为针对儿童工作的象征工具所具有的潜力，鼓励卡尔夫继续探索这项技术。

1956 年，卡尔夫完成了所有为取得荣格心理分析师资格证书所要求的学习，包括与荣格的妻子艾玛进行个人分析。就在取得证书之前的最后一次面试中，她被告知，没有传统的大学学位，她不能获得证书，这让她大为惊讶。这是研究院的新规定，在她开始学习时尚未出台，她在培训过程中也从未听说过。荣格和艾玛为她出面进行协调，但无济于事。尽管大失所望，卡尔夫却很好地处理了这件事情，没有让缺少正式证书阻止她从荣格学派的角度对孩子们做工作（M. Kalff，1990）。许多年后，由于她的卓越贡献，卡尔夫被正式承认为分析师，并成为了国际心理分析学会（IAAP）的会员。

沙盘游戏：过去、现在和未来

一条新的道路立刻展现在她的面前。当卡尔夫与洛温菲尔德联系，询问能否和她一起工作时，洛温菲尔德回答："如果你感兴趣，必须到伦敦来并在门诊部学习三年。"（Montecchi & Navone，1989）但听说卡尔夫曾师从荣格后，洛温菲尔德同意缩短她的学习期。

1956 年，卡尔夫到伦敦学习了一年。应荣格夫人的要求，迈克尔·福德汉姆——生活在英国的第一位荣格学派儿童治疗师——担任卡尔夫在伦敦的导师。他能加强卡尔夫和洛温菲尔德之间的联系，因为他是新兴的心理学社团的领导人，洛温菲尔德也是其中一员，而且他对洛温菲尔德的工作很感兴趣（personal communication，Michael Fordham，October，1990）。此外，卡尔夫还师从 D. W. 维尼考特。她丰富而富有启发性的伦敦经历帮她巩固了未来发展沙盘游戏的方向（Weinrib，1983）。

回到瑞士继续从事她的实践工作后，卡尔夫开始了将荣格学派方法与洛温菲尔德传授的方法进行整合的努力，这是一个创造性的过程。在这一思想萌发期，当她自己的观点日渐明晰时，她很少同洛温菲尔德或瑞士其他的心理学社团里的人联系。她是瑞士当时唯一一个针对儿童做工作的荣格学派心理分析师，这一简单的事实使她处在孤立无援的境地。具有讽刺意味的是，她发现荣格成了一位愿意倾听和支持她工作，给她鼓励、忠告和帮助的人（Weinrib，1983）。

荣格自己在"与弗洛伊德分道扬镳"后也经历了长期的孤立境遇，他被抛进了混乱和不确定之中，无论是他对梦的分析还是对生活的重新审视都不能解脱。就在那时他发现了游戏的治愈力量：他经常到苏黎世湖边，投入用泥土和石块玩建筑游戏的过程中，游戏使他从无意识中释放出滔滔不绝的幻想之流，有助于他进行"自我分析"，在其自传《回忆·梦·思考》中（Jung，1961），他很动情地讲起了这一经历。

卡尔夫将多年的荣格学派的培训与自己对游戏王国技术的深入思考相结合，开始形成自己个人的理论。她将她的方法命名为"沙盘游戏"，以与洛温菲尔德的游戏王国技术相区分。卡尔夫认识到沙盘游戏能为孩子提供一种自然的治疗模态，既允许原型的和人际世界的表达，又联结了孩子和外在的日常现实。在治疗师创造的安全而受保护的空间里，所有这些维度混合在一起，激励和谐的、完整的意象（image of wholeness），重建自我（ego）与自性（Self）之间至关重要的联系。卡尔夫提出的理论指出，一旦"自我-自性"轴（ego-Self axis）被重新激活，儿童就会以一种更平衡、更适当的方式活动。观察在儿童身上出现的这个过程多年以后，卡尔夫还认识到，沙盘游戏能同样有益于成人。

20世纪50年代后期，在卡尔夫已经巩固了自己以荣格心理学为基础的理论后，洛温菲尔德和卡尔夫互通了信件（现存于剑桥的洛温菲尔德档案馆）。在这封信中，卡尔夫表达了她对洛温菲尔德的感激之情，同意把这一技术的创作源泉归功于洛温菲尔德。她们还达成一致意见，卡尔夫使用"沙盘游戏"这个术语来描述她的工作，以便不和"游戏王国技术"相混淆。

与其把沙盘游戏发展为分析工具的兴趣紧密相连的是卡尔夫长期以来对亚洲哲学的兴趣。在她重新定位做出改变的时期里，她对亚洲的兴趣通过两个梦被带到更清晰的焦点上。据她的儿子马丁讲述，她的第一个梦的背景是在中国西藏，在那里两个僧人走近她并给她一个金色的矩形工具。这一礼物有着隐含的意蕴，她对此的理解是她需要挥舞这个工具。当她这样做了之后，地面出现一个开口，一直穿透到世界的另一边——西方，从那里她看到了太阳的光芒。这个梦后来由艾玛·荣格做了分析，她帮助卡尔夫明白，通过她对东方的了解，她也可以服务于西方。卡尔夫为东西方这两种相对立的文化架设桥梁的工作最终给她带来了巨大的成就。

第二个具有重大意义的梦发生在荣格去世的当晚。在梦中荣格邀请她共进晚餐，餐桌的正中央摆着一堆大米，荣格指着大米，指出卡尔夫应该继续她对东方的探索。

东西方之间的相互联系以多种方式展现在卡尔夫的生命中。通过卡尔夫的努力，一栋邻近她家的住宅于20世纪70年代中期被购买下来，作为西藏教学和宗教中心。

当卡尔夫在爱诺思讲座（Eranos Lecture）遇到著名的禅宗学者

铃木大拙（D. Suzuki）时，东西方之间的另一座桥梁开始形成。卡尔夫后来旅行到日本，与铃木大拙会面并交换了看法。当她描述在实践中推迟对沙盘的解释时，铃木大拙意识到这与禅宗弟子参悟智慧有异曲同工之妙，弟子的问题往往不会被直接给出答案，而是将其抛回他自己的想象和内在智慧里。与铃木大拙的会面增强了卡尔夫的感受，那就是她的方法尊重了深刻的普遍真理（Weinrib，1983）。

卡尔夫与铃木的交往以及她与日本荣格社团的联系，为她在日本讲授沙盘游戏提供了机会。河合隼雄（H. Kawai）教授——一位著名的荣格心理分析师，起到了特别的帮助作用。从 1966 年的初次旅行（Kalff，1971）直到她去世，她的工作都被热忱地、全心全意地接纳。沙盘游戏与日本的文化有着良好的共鸣，有以下几个原因。原因之一是，日本人有相似的名为"箱庭"（Hakoniwa）的艺术传统，也是在一个盒子里创作缩微的景物。另一个原因或许是日本的治疗师深受荣格的象征视角和卡尔·罗杰斯的不作评判的、以个人为中心的方法的影响（personal communication，Sachiko Reese，November，1989），沙盘游戏强调象征的、不作评判的因素，很容易被结合到工作当中。除此之外，沙盘游戏非言语的方法与强调非言语情感交流的日本习俗能很好地相吻合——也许淡化了荣格学派和罗杰斯学派方法的言语方面。最后，多拉·卡尔夫的精神态度与古老的日本哲学有着普遍的共鸣。卡尔夫感觉与日本佛教和藏传佛教的传统相亲近，她在关于沙盘过程的展示中可以表达这些传统。它们也很好地与她的日常生活融合在一起。她每天冥想，进行深度呼吸，这给她注入了活力。

沙盘游戏是当今日本主要的心理治疗方法之一。一年一度的沙盘游戏大会往往吸引数百位感兴趣的沙盘游戏从业者。专业杂志《沙盘游戏治疗档案》（*The Archives of Sandplay Therapy*）由河合隼雄和山田康裕（Yasuhiro Yamanaka）任主编，由日本沙盘游戏治疗协会定期出版。

卡尔夫会讲德语、意大利语、法语、荷兰语和英语，这使她可以与整个西方的听众用他们各自的语言交流。这样，她以一种个人化的风格传播着她工作的精髓，激发听众的想象，并直接和中肯地向他们讲授沙盘游戏体验的意象和故事。很显然,沙盘游戏呼应了全世界范围内正在寻求非言语方法的治疗师的需求,可以绕开或补充传统的言语方法,促进心灵更平衡的表达。

卡尔夫喜欢到处旅行,其结果是,许多心理治疗师和荣格学派心理分析师都把沙盘游戏整合到了自己的工作当中。在欧洲(特别是在英国、德国、意大利和瑞士)、北美洲部分地区(特别是在美国的加利福尼亚、佛罗里达、夏威夷、明尼苏达、纽约及加拿大的安大略)都涌现出了对沙盘游戏的兴趣的热潮。

多拉·卡尔夫于 1990 年 1 月 15 日在她位于瑞士昭里康的家中去世。仅仅几个月前,她还在家中讲课,开了为期三周的沙盘游戏研讨会;之后不久她因中风而身体瘫痪,但思维仍活跃。在去世前的几个月里,她与无意识之间的强大联系——这一联系曾指引她的生命和工作,似乎在让她为未来的旅程做好准备。她的儿子马丁这样描述这个时期:

> 她在离开我们大约一个月前开始谈及她的死亡。那时她说话已经困难,但在特定的时刻她的话变得清晰可辨。她曾清楚地谈及她将要进行的旅程。她感觉这次旅行会乘船而去,并且会是进入另一个生命的旅行。这些对她是如此真实,有一次她忽然对我说:"我必须穿过某条隧道,你没有感觉到吗?"一天早晨她看起来有些吃惊并且说:"真奇怪,这个房间不再有墙了。"从她的口气中可以感觉到这个普通的房间已经打开,外面的世界变得透明。当谈及这些事情时,她显得非常快乐。(M. Kalff,1990)

卡尔夫去世十天后,追悼仪式在昭里康的新教教堂举行。卡尔夫与世界各地人们的联系在她死后像生前一样继续着。纪念仪式在世界各地的许多社团举行,以缅怀她的杰出贡献。一场特别大的纪念会于 1990 年 2 月在加利福尼亚的博德加湾(Bodega Bay)举行,其中包括一场中国西藏式的铃铛音乐会。

卡尔夫所编织的把全世界联系在一起的锦毯,通过国际沙盘游戏治疗学会(ISST)的工作继续在增大。卡尔夫于 1985 年创立国际沙盘游戏治疗学会,以提供沙盘游戏方面的培训和认证。每一个国际沙

沙盘游戏:过去、现在和未来

盘游戏治疗学会的成员所写的深度个案研究的档案都被保存在瑞士的昭里康（见国际沙盘游戏治疗学会的参考文献）。许多个案研究的复制版本可以在位于旧金山的荣格图书馆里找到。

沙盘游戏的基本原则

卡尔夫曾在她为数众多的公开讲演、出版物和录音录像带中表述过沙盘游戏的基本原则。对她的方法的综述最初以德语写成（1978），后来被卡尔夫翻译成英语，已经发表在《沙盘游戏治疗杂志》（*Journal of Sandplay Therapy*）上（Kalff, 1991）。

沙盘游戏工作的物质方面指南

卡尔夫把沙子视为一种极其重要的、天然具有治疗效果的材料，因为沙子由细小微粒组成并具有可塑性和柔和感。沙子依据干湿不同可有多种触摸感觉。沙子，就像泥土一样，包含着自然的、原始的元素。

卡尔夫建议沙盘游戏治疗师应有两个沙盘可供选用，其中一个装湿沙，另一个装干沙，这与洛温菲尔德和布勒的方法不同，前者只用一个盘子盛装沙子，旁边放置可用的水，后者则在无沙子的桌子上摆放缩微模型。

卡尔夫的沙盘在尺寸上与洛温菲尔德使用的那些沙盘相似（72.4厘米×49.5厘米，深7.6厘米，直立高度大约76厘米），两种沙盘的内侧都被涂上蓝色，以形成水或天空的印象。缩微模型摆在开放的架子上，便于来访者浏览它们，而不像洛温菲尔德的方法一样，需要开关抽屉。"数百个小小的能想象得到的各种类别的沙具被摆放着"（Kalff, 1980：31），用于表征在外部世界和内在想象世界能遇到的所有有生命和无生命的典型意象。

介绍沙盘

一般来说，卡尔夫不主张在介绍性的面谈中就开始创作沙盘，倾向于先建立起个人间的联系，为未来的共同工作打下基础。在适当的时候，她可能会问来访者："你想做沙盘游戏吗?"但她也建议，在成人正在接受治疗的过程中，当来访者不愿意参加沙盘游戏，或言语形式的治疗没有进展时，更多的介绍是适当的。在这个时候，谈一谈游戏对于了解想象、提供平衡感和整体感的重要性与价值应该有用，同时也要向来访者保证游戏不仅仅是退行到童年期。卡尔夫自己曾引用席勒（J. C. F. von Schiller）的话："人只有在游戏时才是完整的。"

在来访者触碰沙子之后，卡尔夫会解释蓝色的背景其用意是给心灵带来水的意象，在结束她简短的介绍时，她会建议来访者："把对着你说话的东西放进来。"

治疗师的角色和态度

治疗师需要理解工作的进程，并担当沙盘游戏创作的沉默的见证者。这种非言语的合作发生在普通的意识和理性模式之外的意识水平上。在来访者创作沙盘的过程中，卡尔夫建议治疗师坐在来访者的一侧，以便不干扰体验过程，但应该靠得足够近，以便在来访者需要的时候就在身旁。当沙盘摆好后，治疗师绘制概略图，安静地做笔记，充当这场正在展开的戏剧的见证人，与沙盘过程中的情感氛围和个人的场景相联结。当沙盘场景刚完成时，不对沙盘做解释和说明。至关重要的是创造一个自由的、受保护的空间，以便来访者的想象能涌现。要创造这一"自由而受保护的空间"，治疗师需要充当身体的和心灵的容器：来访者自由地探索，但当超出他的限度时，仍会受到保护。因此，治疗师必须要有以下两种品质：（1）不作评判；（2）设定限度。

记 录

治疗师除在沙盘游戏进程中绘制概略图外，当来访者离开后还要拍下照片，将它们制成幻灯片。一段时间之后——或许数月甚至数年，当来访者和治疗师认为时机合适时，会回放沙盘的幻灯片，以帮助来访者建立象征意象与其外部生活之间的联系（延迟的解释）。

沙盘游戏：过去、现在和未来

出版物及专业性的讲演

多拉·卡尔夫出版的关于沙盘游戏的作品比较少，不足以反映她精神的以及人道主义的全部遗产。不过，她的影响甚巨，这一方面是因为她出版的书籍《沙盘游戏》（*Sandplay*，1980），而且，她做过的工作坊有很多通过广泛发行的录音、录像带记录下来（Kalff，c. 1972，1979，1988b）。

卡尔夫发表的第一部作品并不直接与沙盘游戏有关。但是它反映了卡尔夫对象征意象的强烈兴趣，也反映了她对象征在历史的长河中所唤醒的无数的意义的了解——这些都还保留在集体无意识中。在《野兔在列那狐故事中的重要性》（"The Significance of the Hare in Reynard the Fox"）这一作品中，卡尔夫（1957）讨论过狐狸和野兔的意象以及它们在早期的世界文学和民间传说中的重要性。这篇文章为她后来的一些作品和讲演打下了基础，反映了她的坚定信念：这类象征有着一种普遍的力量，不随时间的推移而减弱，并触及了无意识的更深层次。

卡尔夫在美国的最早的工作坊是应北加利福尼亚荣格心理分析师学会的邀请于 1962 年 3 月在旧金山举行的。她的讲演受到热烈欢迎，当时设立了一个非正式的团体，"以与沙盘游戏的发展保持联系，并促进沙盘游戏的临床实践"（Stewart，1981：1）。此次讲演之后，她接受邀请每年在湾区授课，听众越来越多，他们的兴趣越来越浓。

1966 年，卡尔夫在南加利福尼亚进行了一系列的讲座，这些讲座由位于好莱坞长老会医院的儿童指导门诊部主办（Kalff，1966b）。在这里她明确表达，沙盘游戏的理论基础是提供一个让自性显现的机会，这是自我得到健康发展的必要的先决条件。对卡尔夫而言，沙盘游戏是一个有效的途径，能够唤醒并培育自我与自性之间的重要桥梁。自我与自性之间联系的重要性在荣格心理学中是一个核心的概念：当自我与自性相互关联时，个人生活处在最接近统合（totality）的状态，并朝着最能实现自我的方向发展。荣格认为自我是意识的中心，但并不是整个人格的核心。自我有它自己的角色，它维护个人的身份认同感并在意识和无意识两个领域之间进行调和，然而，它仍然需要被更大的自性所指导，这就是整个人格的秩序原则。

卡尔夫深受著名的荣格心理分析师和发展理论家诺伊曼（Erich Neumann）的影响，在1966年的讲演中，将他关于发展的阶段理论和自己的沙盘游戏理论整合起来。诺伊曼（1973）认为，在生命的第一年，对于婴儿而言，其人格的整体性（自性的体验），是由母亲为其承载的。诺伊曼把这个阶段称为"母子统一体"。第一年之后，正常的孩子会得到充分发育并开始将自性从母亲那里分离。在第二年至第三年初，自性开始在孩子的无意识中得到巩固，孩子会变得更独立并体验到与母亲的个人关系。在与母亲分离而自性得到巩固的阶段，孩子开始在绘画中创作完整性（wholeness）的象征（圆形或方形）。这些令人敬畏的象征是人类天赋潜能所负载的能量的意象，当它们得以表达时，影响着自性的激活。当这些自性的象征显现出来时，它们神圣而令人敬畏的内容就能被感觉到，这种体验是自我健全发展的必要先决条件。

卡尔夫提出了一个假设：对一个有问题的孩子而言，自性会由于母亲的保护太少、母亲抚养时的过度焦虑或外部创伤如战争、疾病及其他环境干扰的影响，而不能成功显现出来。但卡尔夫相信，那些在生命早期没有机会得以汇聚的自性，有可能在生命的任何交界点被激活。

如果治疗师能够创建一个"自由和受保护的空间"，重建原初的母子统一体，并且"创建一种内在的平静，这种内在的平静有着推动整个人格发展的潜力，既包括智力层面，也包括精神层面"（Kalff，1966a：5），那么孩子的自性就有可能在沙盘游戏当中得以汇聚并显现。

孩子创作沙盘时，治疗师见证着涌现的象征的运用和摆放。孩子和治疗师之间的联系重建了母子统一体，当治疗师能领悟出现的象征的含义时，就能产生治愈的影响力。即便治疗师的洞见不通过言语与孩子分享，也能产生这种治疗效果。在有些情形下，另一种方法可能

沙盘游戏：过去、现在和未来

被采取，并且"沙盘图以易于理解的方式被解释给孩子听，并与孩子的生活情境相联系。这会引发关于内部和外部问题之间的一致性的认识，这种认识本身产生出下一步的发展"（Kalff，1966a：8-9）。

1966年卡尔夫发表了她首篇关于沙盘游戏的论文——《作为治愈因素的原型》（"The Archetype as a Healing Factor"）。文中她强调，初始沙盘为治疗师提供了治疗的指导，因为它通常能提供隐藏在象征背后的信息，包括问题的本质、预后以及治愈将如何发生。在引用一个案例时，卡尔夫描述了一个9岁男孩的初始沙盘以及他在后续的沙盘中的动作。卡尔夫注意到那个男孩的问题的本质是：对他来说，他对世界的感知充满着不可逾越的难题，这阻碍了他实现他的天分。这个问题在沙盘左下方显现出来，男孩在那里用篱笆围住一座房子和一个在房子附近游泳的男孩。这种限制表明他感觉与自己的无意识资源（由绿树和汽车加油站代表）相分离，这些无意识的资源被放置在篱笆之外了。卡尔夫察觉到了对这个男孩的积极预后的可能性，因为他的无意识资源（治愈的力量从中产生）就在附近并且是潜在可用的。

经过大约四个月的缓慢治疗进程后——在此期间卡尔夫得以为孩子创建一个安全的环境，一个自性的象征出现在沙子上，并以马戏团的环形场地来表征。紧跟其后的是另外三幅沙盘图，卡尔夫注意到它们对应着诺伊曼（1973）定义的三个发展阶段：动物的或植物的阶段（animalistic or vegetative stage）、奋争阶段（the phase of struggle）和适应群体阶段（adaptations to the group）。因此，随着这个孩子走过诺伊曼界定的三个原型的阶段，他经历了从巩固自性到加强自我的治疗过程。每走一步，他应对外部世界挑战的力量就增强一些。

在这篇文章中，卡尔夫将一位名叫周敦颐的中国哲学家绘制的太极图与她自己关于自性在儿童时代和成年时代的显现的观点进行整合。周敦颐的太极图描绘了从生到死的生命过程。第一幅图说的是婴儿在出生时处于原始的状态；第二幅图说的是成长中的孩子融合了阴、阳两种力量，因而阴、阳能量兼备。由于对立事物相互之间的动态作用，自性的显现成为可能，随后人格的各个方面（以火、水、土、木、金为表征）得以整合。太极图接着说明在生命的后半部分，趋势是朝着自性的方向发展，向着自性化的方向运动。根据转化的法则，最后一幅图显示的是从生到死的那一刻，包含新生命的种子。

多拉·卡尔夫的唯一一本书最初用德文写成，并以《沙盘游戏》为标题，由苏黎世的拉舍尔（Rascher）出版社于1966年出版。这本书由希尔德·基尔希（Hilder Kirsch）译成英文，他是洛杉矶荣格心理分析师学会的创办者之一。英文译本于1971年由旧金山的布朗瑟（Browser）出版社以《沙盘游戏：一个孩子的心灵之镜》（*Sandplay: Mirror of a Child's Psyche*）为名出版。1980年，位于加利福尼亚圣莫尼卡的西戈（Sigo）出版社重译该书并再版，标题为《沙盘游戏：一种治愈心灵的途径》（*Sandplay: A Psychotherapeutic Approach to the Psyche*）。1980年的版本与1971年的版本基本相同，除了一些介绍的案例名称发生了改变，存在细微的翻译差别，以及增加了一小段后记。1980年的版本中关于沙盘尺寸的描述有一个错误，正确的尺寸在1971年版本中已经给出：49.5厘米×72.4厘米，深7.6厘米。

在这本书中，卡尔夫为她的沙盘游戏方法打下了基础。卡尔夫的第一章主要是沙盘游戏的理论综述，她强调象征的作用是影响人类的发展，并作为表达人格的完整性的工具。卡尔夫描绘了她的游戏室，它位于她历史悠久且令人向往的家中，那里有着传统的游戏材料，除此之外还有沙盘和缩微模型。房屋建于数百年前，并按照它的天然特征逐步发展。卡尔夫说："房子提供了一种符合年轻人天性的氛围。"（Kalff，1980：38）这座颇具特色的房子为她终生的工作提供了一个神秘空间。

书的其余九章中，各章都安排了一个个案研究。其中七个是关于孩子的，两个是关于成人的。她的个案研究显示出，心灵中的障碍是怎样被解除，从而使正常的发展得以进行的。书中还讨论了卡尔夫本人对于沙盘的理解，尤其提到，当新的力量、能量和精力被释放时，意识和无意识之间的联系就能建立起来。此后，一个趋中的过程

（centering process）就有可能展开，预示着朝向健康的心灵发展以及内在与外在的体验更加和谐的一种运动。

为了阐释她的方法，卡尔夫引用了12岁的基姆（Kim）的案例，他当时正遭受着学习障碍。在开始治疗的时候，他有着过度适应的"好孩子"面具。他的初始沙盘显示出脆弱的心理基础以及受阻的能量（很可能源自早期母爱的缺失）。接下来的沙盘中包含着防御性的（沙子）墙和攻击性的元素（如坦克、军事飞机）。通过卡尔夫对于沙盘的理解及其直觉的能力，她明白，他全新的被唤醒的能量需要通过积极的物理途径得以表达。于是，她为他的游戏提供了飞镖、弓箭、气枪，甚至还有一盏喷灯！通过这些活动，基姆的能量被捕捉、集中并被引导至建设性的道路上，由此消极的攻击行为通过适当的方式得以表达。在后来的几次治疗中，基姆重新回到沙盘旁，用一种截然不同的方式来表达自己。他的沙盘现在充满了色彩、人物、树木，甚至有四个带着孩子的印第安妇女（母子统一体）。这些都表明，在他童年早期所失去的内在安全感现在正开始涌现。此后不久，基姆创作了一个沙盘，展示出自性的显现。卡尔夫认识到，在这一自性显现的重要时刻，基姆获得了健康的自我的起点，并开始展现其内在的人格。卡尔夫提醒说，尽管沙盘中出现了他强有力的表达，治疗依然是必要的，她知道在这时必须保护和关怀他的新的成长。在治疗结束时，卡尔夫意识到，基姆经历了三个心理阶段：攻击性的表达、自性的显现和能量资源的积极运用。基姆达到了靠自己的天性来生活的目标。同时，他能够自信地完成学校的功课，有很多朋友，还能与他的父亲保持一种亲密、关爱的关系。

在基姆的案例中，很明显，除了沙盘游戏之外，卡尔夫还采用了一系列的一般游戏治疗方法。事实上，卡尔夫认为这些游戏在接近自性的过程中与沙盘创作是"并肩作战"的（Kalff, 1969）。然而，沙盘游戏在治疗过程中仍然居于主导地位，帮助她确定治疗的方向，同时帮助来访者接近、表达并整合他们的心灵中被忽视的层面。对于卡尔夫来说，沙盘游戏并不是一项辅助的技术，实质上它本身就足以治愈心灵。事实上，在看到她的书的1980年版本时，她读到封底的一句话（不是她写的："沙盘游戏本身并不是一种治疗方法。"）时，觉得很苦恼（Kay Bradway, personal communication, January 23, 1993）。同年（1980），卡尔夫在《沙盘游戏研究》（Bradway et al., 1981）的前言中写道："我个人从来不认为沙盘游戏是言语分析的辅助手段。"（p. ix）后来，在给温瑞布的书（1983）所写的序言中，卡尔夫再次澄清了她的观点。她指出，在沙盘游戏治疗的起始阶段，她宁愿"创造一个让无意识的内在冲动得以展现的开放空间，而不受不成熟的概念化东西的干扰。当这一进程达到自性得以汇聚的地步时，言语的、分析性的工作就会变得更加重要。"（p. xvi）因此，卡尔夫强调在治疗的初始阶段沙盘游戏和游戏治疗的非言语技术，同时也能看到在治疗的后续阶段（在自性得以汇聚后）言语和分析性方法的价值。

卡尔夫认识到，心灵的创造性种子能促成必需的发展和变化，这种认识能力在书中得到了有力表现。她广阔的治疗方法以及深邃的亚洲和西方的哲学知识，在她实践的案例中得到了充分体现。

《沙盘游戏》（*Sandspiel*，c. 1972）是卡尔夫的录像带中被观看最广的一部。在片中，观众有幸进入卡尔夫位于瑞士昭里康的风景如画的房子，听她讨论并讲解她对于沙盘游戏的信念以及理论。录像的开始是一个小孩来到她的花园准备接受治疗，在喷泉旁玩耍。卡尔夫迎接这个孩子，把他带到她的沙盘游戏室中。接下来记录的是几个小孩选择缩微模型做沙盘，并自由地与她互动。

在这部录像带中，卡尔夫特意强调了创造一个"自由和受保护的空间"的重要性。她观察到，由于失去了与他们的天性之间的联系，现代社会的孩子都缺少一种内在的安全感。她并没有为这一情形而责怪孩子的父母，只是简单地指出，我们过度理性与机械的社会没有为人格的这一重要层面提供滋养。

在讨论沙盘游戏的优点时，卡尔夫指出儿童有机会触及自性的最深处，并象征性地用沙盘将它表达出来。这可以带来一种统合的体验，产生平静和趋中（centeredness）的感觉。另一个优点就是可以从预测病征的角度来观察沙画，从而提供治疗的指导。

沙盘游戏：过去、现在和未来

录像中最动人的部分是卡尔夫对一个缺乏安全感的孩子的治疗，是通过她的理论来分析他的一系列沙盘的。她既分析了孩子所使用的象征，又分析了在沙盘中展现的他的转化过程。他的沙盘系列戏剧性地说明了他的天然的自性如何从一个孤立、不安全的状态发展到一个更加自信的状态，最后发展到在他的日常世界中充满力量、拓展与安全感的状态。

《超越阴影》（"Beyond the shadow"）一文最初在1986年的国际心理分析学会第十届大会上提交。遗憾的是，卡尔夫提交的论文没有被收入大会出版的论文集当中。不过，它后来在日本沙盘游戏治疗协会所创办的杂志《沙盘游戏治疗档案》第一期上得以发表，同时发表的还有其他七篇文章（Kalff，1088a）。后来，在1988年，卡尔夫的这篇论文在国际超个人心理学大会上被录制了下来。卡尔夫呈现了来自不同来访者的24张沙盘图，以描述自性的汇聚。卡尔夫认为，许多意象和形状都可以反映与自性的联系，例如，那些曼荼罗的形状、描绘新生的意象，或表明对立力量整合的象征。

这篇文章分析并清楚地解释了卡尔夫的主要理论假设，那就是原初的自性可以通过沙盘游戏得以接近。她注意到，当自性在沙盘中得到象征性的表达时，它可以作为最深层的个人的、神秘的时刻来体验，通常是神奇的，如谜一般。这一时刻与"高峰"体验很相似（Maslow，1968）。在另外一篇文章中，卡尔夫（1971）说道："患者体验到自性的显现，就是体验到了一种内在的和谐，这种和谐能深深地渗透在患者的日常生活当中。"（p.56）而且，就是在这个时候，那些阴暗的、毁灭性的能量也可能转化并以建设性的方式得以体验。卡尔夫强调，是创作沙盘图这一转化性的体验包含了治愈的因素，而不仅仅是来访者对于图画的意识层面的观察。不过，在转化期间，时间和支持都是必需的，因为它"犹如新萌芽的小草一样柔弱"（Kalff，1980：48）。因此，她强调在这一新的潜能出现时，保护好它是非常重要的。

在国际心理分析学会举办的第四届国际会议上所提交的论文中，卡尔夫（1971）指出，在自性得以汇聚后，下一步就是展现自性。在此期间，人格的内在潜能开始在诺伊曼（1973）所描述的植物的水平变得活跃起来。"这个阶段通常在沙盘图中以风景来表达，里面居住的都是动物。另外，数字'5'在自性展现过程中几乎毫无例外地以各种形式出现。"（Kalff，1971：56）卡尔夫将数字"5"与人的身体（如头、双臂和双腿五大肢体，五根手指，五根脚趾，还有五官）以及五种基本元素（土、木、金、火和水）联系起来。她指出数字"5"象征着心身关系，"似乎标志着身体的能量转化成精神的体验，而且身体本身也在获得精神体验时变得活力充沛"（p. 57）。

在为《日本沙盘游戏治疗研究》（*Studies of Sandplay Therapy in Japan*，1982）所写的序言中，卡尔夫强调，为了促进重生的能量的流动，提供一个"自由和受保护的空间"是极其重要的。她指出在这种治疗方法中，自由是内在的，因为来访者可以自由地从数目众多的沙盘架上选择任何一种沙具。"沙具的变化多样……在外部的水平上与每一个人身上隐藏的内在的创造力的多样性是相呼应的。可以这么说，它们仿佛在邀请患者敞开心扉，自由地表达他们内在的财富。"（Kalff，1982：227）

卡尔夫解释说，沙盘游戏同时还提供了一个机会，让许多象征（缩微模型）能够"为一种自我表达的集中形式提供渠道。这一'渠道'通过沙盘的有限的尺寸得以表征……如果活动没有受到限制，很有可能会发生毁灭性的能量主宰一切或来访者注意力分散等情况……这一限制起到了保护或提供避难所的作用"（Kalff，1982：227 - 8）。

此外，卡尔夫强调了治疗师在内在水平上做好准备，让自己自由而有爱心的重要性，以便营造一种自然而共情接纳的氛围。下面引用的是卡尔夫的序言中完整的一部分，它不仅反映了卡尔夫的人本主义的关怀，还反映了她个人的信念：

> 这种自由的一个重要的方面就是它没有评判性的概念，而且自然地接受患者的本来面目。这也可以被描述为一种接纳性的开放状态。在这一状态之下，人们不会仓促地下结论，认为游戏所创造的是消极的或积极的。应该持这样的态度，即如果一些积极

的事情将要发生，它自身就有这一力量来冲破障碍，表达它自己。治疗师并不需要给它贴上好的标签，因为重要的并不是解释，而是患者将要发生的体验。同样，将某些东西贴上消极的标签也是错误的，因为我们从来不能提前预知在黑暗之中会出现什么好的事物。治疗师所追求的自由状态应当是这样的：只要他在场，这种自由就能不需言传而能被患者意会。在这种情形下患者才能慢慢地在自己身上发现自由的转化力量。

　　在内在的自由状态之外，治疗师还必须尝试去发展他自己爱的能力。在这种情境下，爱意味着真诚地希望患者能从其痛苦中解脱出来。爱还是一种品质，能让治疗师不仅把患者当作患者来对待，还把患者当作和自己一样的普通人来对待。如果患者体验到他被人以爱心来接纳，他也能够用爱来对待那些在他内心深处，他以前发现自己难以接受的、消极的方面。通过这样的方式，爱的能力就像一个避风港，保护着那些患者内心依然柔弱的东西。爱允许它们得以成长，而如果用漠不关心的态度，它们也许会被压抑起来。这种爱还能通过认真对待患者所说或所做的一切来得以表达。

　　这只是我通过自己的经验而发现的在治愈的过程中非常重要的许多方面当中的一种。（Kalff，1982：228-9）

结　论

　　通过把荣格的理论与洛温菲尔德的游戏王国技术相结合，卡尔夫创造了一种独特的触及无意识的治愈能量的方法。斯图尔特（Stewart，1981）在赞扬她的影响时说道：

　　　　无法用言语来描绘多拉·卡尔夫的魅力，她吸引并激发了如此多的热情高涨的沙盘游戏治疗师。除了她的自由和受保护的空间之外，她的极具说服力的影响在沙子的世界里也有一席之地。即便是凝固在幻灯片的静止的画面里、投射到屏幕上时，它们仍然保持着被来访者和治疗师的丰富想象所激发的生活世界里的某

些神奇魔力。对于所有那些能够用自己的想象力看到的人，这些世界都能再次恢复勃勃生机。(Stewart，1981：3)

由于深谙荣格的理论，卡尔夫有着将沙盘中出现的象征视为无意识能量的物化（objectifying）的远见卓识。这一独特的远见卓识使她认识到：这些象征是内部和外部世界的共同表达，调和并联结着普遍的和个人的意义。

卡尔夫在洛温菲尔德的沙盘治疗中注入了荣格学派的和东方精神的特征，为这一方法赋予了新的深度和方向。与流行的言语治疗不同，她的方法包含了我们当今片面的技术社会当中所缺少的非言语的、非理性的成分。当这些在此之前被压抑的成分如今触手可及时，创造的、治愈的能量就有可能被释放，从而使我们的生活体验变得更丰富、更令人满意。通过卡尔夫多年来鼓舞人心的教导，现在已经建立了一个在全世界范围内不断成长的团体，其成员是富有献身精神的沙盘游戏治疗专家，愿意为继续沙盘游戏治疗的事业贡献自己的力量。

引用文献

Bradway, K., Signell, K.A., Spare, G.H., Stewart, C.T., Stewart, L.H. and Thompson, C. (1981). *Sandplay Studies: Origins, Theory, and Practice.* San Francisco: C.G. Jung Institute. (Republished (1990) Boston: Sigo Press).

Chambers, L. (1988–9). Transcript of audiotaped interviews with Dora Kalff.

Johnson, F.C. (1990). "In memoriam: Dora Kalff (1904–1990)." *Quadrant* 23(1): 103–13.

Jung, C.G. (1961). *Memories, Dreams, Reflections.* New York: Random House, Inc.

Kalff, D. (1957). "The significance of the hare in Reynard the Fox." *Journal of Analytical Psychology* 2(2). (Reprinted (1992) in *Journal of Sandplay Therapy* 1(2): 13–26.)

—— (1966a). "Symbolism and child analysis." Unpublished transcription of seminar conducted at Footlighters' Child Guidance Clinic, Hollywood Presbyterian Hospital, Hollywood, CA.

—— (1966b). "The archetype as a healing factor." *Psychologia* 9: 177–84. Originally printed (1962) in German in A. Guggenbühl-Craig (ed.) *The Archetype: Proceedings of the 2nd International Congress for Analytical Psychology*: 182–200. Basel, Switzerland: S. Karger.

—— (1969). "Das Sandspiel: Ein Beitrag aus der Sicht C.G. Jungs zur Kinderpsychotherapie" [The Sandplay: A contribution from C.G. Jung's point of view on child therapy]. In G. Bierman (ed.) *Handbuch der Kinderpsychotherapie*: 451–6. Munich/Basel: Ernst Reinhardt Verlag.

—— (1971). "Experiences with far eastern philosophers." In J.B. Wheelwright (ed.) *The Analytic Process: Aims, Analysis, Training*: 56–67. (The Proceedings of the Fourth International Congress for Analytical Psychology.) New York: G.P. Putnam's Sons.

—— (c1972). *Sandspiel*. (Videotape.) Directed and produced by Peter Ammann. Available from the C.G. Jung Institute, San Francisco, CA.

—— (1979). "Sandplay: Mirror of the child's psyche." (Audiotape). Los Angeles: C.G. Jung Institute.

—— (1980). *Sandplay: A Psychotherapeutic Approach to the Psyche*. (W. Ackerman, trans.) Santa Monica: Sigo Press. Originally published (1966) in German as *Sandspiel*. Zürich: Rascher. First published (1971) in English as *Sandplay: Mirror of a Child's Psyche*. (H. Kirsch, trans.) San Francisco: Browser Press.

—— (1981). Foreword. In K. Bradway *et al.*, *Sandplay Studies: Origins, Theory and Practice*. San Francisco: C.G. Jung Institute. Republished (1990) Boston: Sigo Press.

—— (1982). Preface. In H. Kawai and Y. Yamanaka (eds) *Studies of Sandplay Therapy in Japan* I: 227–9. Tokyo: Seishin-Shoboh.

—— (1983). Foreword. In E.L. Weinrib, *Images of the Self: The Sandplay Therapy Process*. Boston: Sigo Press.

—— (1988a). "Beyond the shadow." *Archives of Sandplay Therapy* 1: 87–97.

—— (1988b). *Beyond the shadow . . . Sandplay therapy*. (Videotape.) Recorded at the International Transpersonal Conference. Produced by Conference Recording Service.

—— (1991). "Introduction to Sandplay therapy." *Journal of Sandplay Therapy* (1) (1): 7–15. Originally published (1978) in German as "Eine kurze Einführung in die Sandspieltherapie." *Praxis der Psychotherapie* 23: 269–73. Heidelberg: Springer-Verlag. Translated into English by Kalff (1986) and presented to the International Society for Sandplay Therapy. Reprinted (1988c) in English by International Society for Sandplay Therapy.

Kalff, M. (1990). Unpublished letter to the members of the ISST.

Maslow, A.H. (1968). *Toward a Psychology of Being* (2nd ed.). New York: Van Nostrand Reinhold Company.

Montecchi, F. and Navone, A. (1989). "Dora M. Kalff and the Sandplay." In C. Trombetta (ed.) *Psicologia Analitica Contemporanea* (*Contemporary Analytical Psychology*). Milan, Italy: Fabbri Editorial Group.

Neumann, E. (1973). *The Child*. New York: C.G. Jung Foundation for Analytical Psychology, Inc.

Stewart, L.H. (1981). "Play and Sandplay." In K. Bradway *et al.* (eds) *Sandplay Studies: Origins, Theory and Practice*: 21–37. San Francisco: C.G. Jung Institute. Republished (1990) Boston: Sigo Press.

Weinrib, E.L. (1983). *Images of the Self: The Sandplay Therapy Process*. Boston: Sigo Press.

第六章　多拉·玛利亚·卡尔夫：「沙盘游戏」的创始人

71

第七章 劳拉·茹思·鲍耶 (皮克福德)：沙盘研究 的重要贡献者

劳拉·茹思·鲍耶（皮克福德）[Laura Ruth Bowyer（Pickford）]，曾经是布里斯托大学的学术研究人员，后来在苏格兰格拉斯哥大学的心理系工作，对采用洛温菲尔德游戏王国技术的研究文献做出了重大贡献。鲍耶于 1907 年出生在苏格兰的布雷金（Brechin）郡，她是劳拉·鲍耶（Laura Bowyer）和哈利·鲍耶（Harry Bowyer）的女儿。1971 年，鲍耶嫁给了拉尔夫·皮克福德（Ralph W. Pickford）博士，他是格拉斯哥大学心理系的系主任。他们不仅是同事，还一起在印度和非洲对色觉进行研究。1973 年，他们都从全职教学工作中退了下来，但是鲍耶一直到 1992 年末仍继续教授几门课程。拉尔夫·皮克福德则于 1986 年去世。

鲍耶的贡献包括：

1. 为更好地分析沙盘开发了计分类别（Bowyer，1956）。

2. 从临床和非临床人群中，为儿童和成人群体制定了发展的常模（Bowyer，1956）。

3. 考察了智力迟钝被试的游戏王国作品，从而确定了智力因素对沙盘创作的影响，并探索了沙盘作为投射工具对这一特殊人群的价值（Bowyer，1958）。

4. 研究在游戏王国技术中使用沙子的重要性（Bowyer，1956，1959a）。

5. 利用游戏王国技术研究聋人群体（Bowyer & Gillies，1972；Bowyer，Gillies & Scott，1966；Bowyer & Gilmour，1968；Bowyer，Marshall & Weddell，1963）。

1945 年，鲍耶以教育心理学家的角色，在苏格兰的儿童指导诊所首次针对孩子们运用游戏王国技术。后来，她又以一名院士的身份研究游戏王国技术，并将其运用于她的研究及游戏治疗领域（Bowyer，1959b；Pickford，1973，1975）。这促进了她与洛温菲尔德之间的联系，在洛温菲尔德的鼓励下，鲍耶决定撰写一本书，详尽地总结有关游戏王国技术的诸多文献。她的著作——《洛温菲尔德游戏王国技术》（*The Lowenfeld World Technique*，1970），论及了该技术发展的过程，及其在人格诊断、心理治疗和研究中的应用；书中还评估了游戏王国技术与其他投射方法的关系。随着这本书的出版，专业人士终于能够轻松地了解到 40 年来关于洛温菲尔德游戏王国技术的思考和研究。

研究贡献

鲍耶对于沙盘的发展性研究的发现首次向英国心理学会报告，后来发表在该学会的《公报》（*Bulletin*）上（Bowyer，1956）。关于这一研究最容易获取的概括总结，可以在鲍耶的专著《洛温菲尔德游戏王国技术》（1970）一书中找到。鲍耶的研究是独特的，因为它是当时唯一使用沙子的发展性研究（范威利克 1936 年和布勒 1951 年的早期发展性研究都没有使用沙子）。她的研究对象有 76 名，年龄在 2 岁至 50 岁之间（50 名儿童和 26 名成人）；其中一些儿童是临床个案，其他则是"正常"个体（即没有转介来接受临床治疗）。所有的被试至少完成三次沙盘（不像范威利克 1937 年的研究和波尔加与费舍尔 1947 年的研究，他们只要求被试完成一次沙盘）。

评估标准

鲍耶采用了五大标准来评估沙盘作品：(1) 使用沙盘的范围；(2) 攻击性主题；(3) 沙盘的控制和协调；(4) 沙子的使用；(5) 作品的内容。她的发现包括：

1. 使用沙盘的范围。鲍耶发现在正常被试对"游戏王国"中，随着年龄的增长，沙盘的使用范围也越来越大。此外，年龄大的儿童有着更坚定的边界感，更清晰地表现出在沙盘边框内的区域范围内创作。举例来说，年龄最小（2岁至3岁）的被试，只使用了沙盘很小的一部分，并且完全忽略了边界区域，经常将一小堆玩具摆放在沙盘以外的地方。4岁至5岁可能是过渡期，一些这个年龄段的被试只使用小部分的沙盘，而另一些被试则在整个沙盘里，隔一段距离就摆一些玩具。5岁之后，正常组的"游戏王国"往往扩展到沙盘的大多数区域。但是，临床组有时只使用沙盘的部分区域。

2. 攻击性主题。鲍耶对不同年龄组的攻击性主题进行了考察。在最小的年龄组中（2岁至3岁），玩具总是被刺戳、抛掷和深埋。4岁至6岁的年龄组则采用戏剧性的活动，一边发出声音一边在沙盘中移动玩具。7岁以上年龄组的孩子们会在沙盘中摆放玩具来代表攻击行为，而不是真正地把玩具四处移动。12岁之后至整个成人阶段的被试能在认知层面上觉察到自己的攻击性情感，并且乐意在沙盘中描述这些情感。

一项非常有趣的发现是：8岁以下相同年龄段儿童的沙盘作品往往体现出极大的相似性，8岁之后，沙盘作品的个体差异才越来越明显。

3. 沙盘的控制和协调。鲍耶发现，正常被试对"游戏王国"的控制和协调随着年龄增加而更加明显。2岁至3岁的被试很少或从不控制，他们的"游戏王国"是混乱的。一些3岁到4岁的被试在沙盘分离的不同区域中开始体现出协调的细节。5岁至10岁的被试中，围栏的使用增加了；使用围栏的高峰是在10岁；在11岁之后，实际的控制（如围栏）减少，概念上和象征意义上的控制（如警察）则增加。11岁以上儿童的控制情况，可以通过沙盘整体的格式塔观察到。其中，情结模式和控制的主题通常更多地整合为一个整体。例如，山峦和溪流这样的地形要素都用于控制和统合整个场景。

4. 沙子的使用。鲍耶探讨了2岁至4岁的幼儿，以及7岁以上的儿童对沙子的使用情况。她发现年幼组的儿童往往倾撒、推动沙子，或用沙子掩埋东西。7岁以上的儿童对沙子的建设性使用（如在沙中建造公路、水路和小径）更多地取决于其个人的人格特点，而不是年龄差异。同时，这也表明孩子能够成熟地运用富有想象力的内在资源，以找到方法扩大沙盘或重建沙盘。

5. 作品的内容。随着年龄的增加，沙盘内容的现实性不断增强，玩具也被更多地整合到场景中。而且，时间的视角也常常包含在主题中。

发展的常模

某些特定的玩具和主题在某个年龄段往往被使用得更多。例如，所有的年龄组都会使用人物（除了年龄小的孩子把动物当作人，或者有的个体会用人来代表丛林）；5岁以下的儿童经常摆出与吃东西有关的主题；5岁之后，农场的场景以及许多动物被使用；5岁至8岁的儿童对交通运输保持着强烈的兴趣；7岁以上的儿童，经常使用树木。

鲍耶观察到，有三类特殊的沙盘暗示需要治疗：

1. 当被试的"游戏王国"不能反映其相应的发展阶段时。

2. 当被试有意识地使用材料来传达问题时。

3. 当以下这些由夏洛特·布勒（1951）确认的标志出现时。

（1）空白的"游戏王国"（除了年龄特别小的儿童个案中的）。

（2）无序的"游戏王国"（除了那些由只是拿材料玩耍的年龄很小的儿童所创造的）。

（3）攻击性的"游戏王国"（除了那些展示出在所有年龄都常见的几种攻击性的）。特别重要的攻击性标志包括：攻击性动物的主题，或者将物品埋在沙中的主题（5岁以后）；把玩具关入围栏中或者紧紧地挤成一团（5岁以后）；一个"游戏王国"场景中完全缺乏攻击性，但是来访者在其他的场合表现出攻击性，或与之相反，"游戏王国"场景中充满攻击性，但是来访者在其他的场合表现得毫无攻击性。

（4）过度用围栏圈住的"游戏王国"（即夸张的围栏）。

（5）没有人物的"游戏王国"（除了那些由采用动物代表人物的年龄很小的孩子所创造的）。

在寻找发展的常模的过程中，鲍耶研究了216名收容在福利机构的智力迟钝的儿童和成人的"游戏王国"（其智商在17～88之间），其目的是平衡常模样本，因为直到当时，常模样本中高智商的个体占数量上的优势。鲍耶研究的结果与来自比内（Binet）和韦氏智力测验（WISC）的结果高度相关，但是，有 36 名被试无法完成比内或韦氏智力测验。智商低的个体（56 分以下）在沙盘中表现出明显的不协调性（即屋子或动物倒立——没有任何目的）。随着智商水平的提高，沙盘作品反映出更多的协调类别且复杂程度越来越高。此外，医院里的看护人员能够根据鲍耶从沙盘中观察到的某些行为和对人格特点的简要描述，准确地分辨特定的患者。

沙子的使用

作为其常模研究的一部分，鲍耶通过研究沙盘中沙子的使用，为沙盘游戏的研究文献做出了突出贡献。从 20 世纪 30 年代中期到 40 年代，很多临床工作者和研究者对于洛温菲尔德重视的沙子使用并不以为然（Bolgar & Fischer，1940，1947；Bühler，1951，1952），也许这是因为范威利克（布勒的一个学生）在 1934 年所实施的先导性研究中发现，是否使用沙子并不影响其实验结果（Bowyer，1970）。因此，范威利克在两年之后所做的确定发展常模的研究中省去了沙子（van Wylick，1936）。

鲍耶在 20 年之后分析了范威利克的结果，她认为该结果可能因为样本较少（$n=50$）以及被试的年龄较小（都低于 10 岁）而缺乏效度。这些在方法学上可能存在的缺陷促使鲍耶去开展一项扩展性研究，从而决定沙子是不是一个重要的因素。鲍耶（1956）对年龄在 2 岁至 50 岁之间的 50 名儿童和 26 名成人进行了研究，发现建设性地使用沙子（即被试为了创建一个富有创造性的作品而移动沙子）增加了重要的参考维度：首先，加强了表达的丰富性；其次，扩展了作品可以分析的信息；最后，提供了创造游戏王国时更深刻的体验。通过倾倒、掩埋、打击等方式，沙子作为媒介给被试提供了更广泛的体验和表达情感的机会。在创作属于他们自己的山峰、河谷、道路、河流、海浪、犁沟等场景时，体验和解释都得到了加深，变得更丰富。鲍耶（1959a）在后来的一个研究中还发现，建设性地使用沙子能预测智力处于中等或中等以上的水平（特别是 12 岁之后），而且还能反映出是否可以利用内在的想象力资源。

游戏王国技术与其他投射方法的比较

鲍耶和休根在 1965 年开展了两项研究，旨在确定游戏王国技术和村庄测试是否等同，并且能否相互替代，或者两者是否能提供不同的信息，能否作为相互之间的补充方式。他们在巴黎举行的国际罗夏会议上简要报告了研究结果（Bowyer & Huggan，1965）。完整的报告则出现在鲍耶（1970）的《洛温菲尔德游戏王国技术》一书中。

在第一个研究中，鲍耶和休根比较了分别由 33 名心理学专业的研究生各自完成的"游戏王国"和"村庄"。第二个研究是把这些作品同 12 名与这些学生年龄相仿的住院的神经症患者的"村庄"作品进行比较。鲍耶和休根发现，游戏王国技术和村庄测试都能够对临床组和非临床组进行区分。从本质上说，当诊断是否存在情绪困扰时，两个测试可以相互替代。但是，为了更深地了解一个人，她们认为两种方法应该同时使用，因为每种方法为表达人格的不同方面创造了机会，同时也能证实问题的严重性或提供反对意见。

鲍耶、吉列斯和斯科特（Bowyer，Gillies & Scott，1966）评述了由 100 名耳聋儿童参加的几种投射测试：游戏王国技术（Lowenfeld，1979）、村庄测试（Arthus，1949；Mabille，1950；Mucchielli，1960）、洛温菲尔德拼图测试（Lowenfeld，1954）和两种人物绘画测验（也就是，"画一个男孩或女孩"和"画自己"）。他们发现，在洛温菲尔德的两种技术（即游戏王国技术和拼图测试）中，沙盘能够高度地激发年幼的耳聋儿童，而拼图测试则没有那么有趣。他们更进一步指出，尽管游戏王国技术是确定耳聋儿童的情绪调适程度的理想工具，但是，其材料的庞大和沉重却不利于携带。他们发现，村庄测试的材料没有那么沉重（轻的木制模型被陈列在没有沙子的方形毛毡上），而且能够由一个人用小纸板盒子携带。此外，游戏王国技术使用的计分原则也能用于村庄测试。但是，当不使用沙子时，游戏王国技术将会丧失重要的诊断信息。

关于人物绘画测验，耳聋儿童能够轻易画出一个男孩或女孩，但是在画自己的时候却有很大困难。研究者总结道：

> 在理论上，一般的人物绘画在无意识层面上产生了自我认同感。与直接要求画自我肖像的约束效果相比，我们的被试能够相对轻松地完成任务凸显了纯粹的投射技术鼓励表达的优点。（Bowyer，Gillies & Scott，1966：6）

对于特殊人群的评估

研究了游戏王国技术许多年之后，鲍耶确信沙盘是理想的诊断工具。她转而运用沙盘评估耳聋和听力受损儿童的社会和情绪适应程度（Bowyer & Gillies，1972；Bowyer，Gillies & Scott，1966；Bowyer & Gilmour，1968；Bowyer，Marshall & Weddell，1963）。鲍耶、马歇尔和温德尔（Bowyer，Marshall & Weddell，1963）运用游戏王国技术的材料、洛温菲尔德拼图测试的形式（Lowenfeld，1954）以及画人测验（Goodenough，1926）的质性特点，在布里斯托做了一项先导性研究。他们对 10 名部分听力障碍的儿童和 10 名深度听力障碍的儿童作比较，同时与 10 名具备正常听力的儿童（8 岁至 10 岁）作比较，从而测定他们的适应能力。研究发现，那些深度耳聋儿童的适应能力明显高于听力正常的儿童，而部分听力障碍儿童的适应能力与正常儿童则没有显著差异，并且没有低于正常儿童的适应水平。他们得出结论，认为有必要选择更多的被试进行更深一步的研究，为此，他们在格拉斯哥开展了一系列的研究。

鲍耶和吉列斯（Bowyer & Gillies，1972）进一步探究了部分听力障碍儿童的适应能力不如深度听力障碍儿童的假设。他们再一次使用了洛温菲尔德的游戏王国技术和拼图测试去评估情绪适应，并且通过教师评分去评价其社会行为。更大数量的样本，包括 60 名部分听力障碍儿童和 60 名深度听力障碍儿童（年龄在 8 岁至 14 岁之间）参与了调查。研究者发现，深度听力障碍儿童和部分听力障碍儿童之间在适应能力上没有显著差异。接着，研究者又开展了一项更深入的研究，对象是其中 40 名在普通小学就学的部分听力障碍儿童。他们发现，在与特殊教育工作人员保持定期联系时，这些儿童能够像正常听力的儿童那样适应。

鲍耶和吉尔莫（Bowyer & Gilmour, 1968）报告了一项由吉尔莫设计和操作的研究结果，研究选取了40名耳聋儿童（8岁至14岁）配对组合，控制组由41名听力正常的儿童组成（也配对组合），这些配对的儿童各创作一个村庄，以测查他们相互配合和交流的能力。他们发现，村庄能够提供机会去研究两组被试的个人领导力和掌控力。耳聋儿童拥有更多的非言语交流模式，而正常的儿童几乎只使用言语交流的形式。

结 论

鲍耶的《洛温菲尔德游戏王国技术》一书，将那些从洛温菲尔德的原创性贡献开始直至20世纪60年代的大多数著作记录在册，具有里程碑的意义。鲍耶本人也是这一大批数量惊人的有关沙盘的研究的重大贡献者。她关于发展的常模、沙盘评估和特殊人群的研究成果为理解沙盘作品及进行后续研究奠定了基础。直到今天，鲍耶对于沙盘的兴趣仍不减当年。她在80多岁完成的一部著作（Pickford, 1992），是沙盘文献的最新著作之一。

引用文献

Arthus, H. (1949). *Le Village: Test d'activité créatrice*. Paris: Presses Universitaires de France.

Bolgar, H. and Fischer, L.K. (1940). "The toy test: A psychodiagnostic method." *Psychological Bulletin* 37: 517–18.

—— (1947). "Personality projection in the World Test." *American Journal of Orthopsychiatry* 17: 117–28.

Bowyer, L.R. (1956). "A normative study of sand tray worlds." *Bulletin of British Psychological Society*. Summarized (1970) in L.R. Bowyer, *The Lowenfeld World Technique*. Oxford: Pergamon Press.

—— (1958). "The sand tray world as a projective technique with mental defectives." *Journal of the Midland Mental Deficiency Society* 4: 44–55.

—— (1959a). "The importance of sand in the World Technique: An experiment." *British Journal of Educational Psychology* 29: 162–4.

—— (1959b). "Two cases illustrating the emotional effects of encephalitis and meningitis in early childhood." *Scottish Medical Journal* 4: 379–85.

—— (1970). *The Lowenfeld World Technique*. Oxford: Pergamon Press.

Bowyer, L.R. and Gillies, J. (1972). "The social and emotional adjustment of deaf and partially deaf children." *British Journal of Educational Psychology* 42(3): 305–8.

Bowyer, L.R., Gillies, J. and Scott, J. (1966). "The use of projective techniques with deaf children." *Rorschach Newsletter* 11: 3–6.

Bowyer, L.R. and Gilmour, R. (1968). "Interpersonal communication of deaf children using the Village Test." In A. Friedemann, H. Phillipson, B. Scott and C. Williams (eds) *Rorschach Proceedings: VIIth International Congress of Rorschach and Other Projective Techniques, London:* 315–18. Bern, Germany: Hans Huber Publishers.

Bowyer, L.R. and Huggan, R. (1965). "A comparative study of the World and Village Techniques." *Actes du VI Congrès International du Rorschach et des Méthodes Projectives.* (*Proceedings of the VIth International Congress of the Rorschach and Other Projective Techniques.*) Paris. (Full report given in: Bowyer, L.R. (1970). *The Lowenfeld World Technique.* Oxford: Pergamon.)

Bowyer, L.R., Marshall, A. and Weddell, K. (1963). "The relative personality adjustment of severely deaf and partially deaf children." *British Journal of Educational Psychology* 33: 85–7.

Bühler, C. (1951). "The World Test: A projective technique." *Journal of Child Psychiatry* 2: 4–23.

—— (1952). "National differences in World Test projective patterns." *Journal of Projective Techniques* 16(1): 42–55.

Gillies, J. (1982). "The role of communicative abilities and field dependence/independence in the social adjustment of deaf children." Unpublished doctoral dissertation, University of Glasgow.

Gilmour, R. (1971). "Communication and social adjustment in young deaf children." Unpublished master's thesis, University of Glasgow.

Goodenough, F.L. (1926). *Measurement of Intelligence by Drawings.* Chicago: World Book Co.

Lowenfeld, M. (1954). *The Lowenfeld Mosaic Test.* London: Newman Meane.

—— (1979). *The World Technique.* London: George Allen & Unwin.

Mabille, P. (1950) *La Technique du Test du Village.* Paris: Presses Universitaires de France. (Reprinted: Dufour, 1970.)

Mucchielli, R. (1960) *Le Jeu du Monde et le Test du Village Imaginaire.* Paris: Presses Universitaires de France. (First chapter translated by John Hood-Williams.)

Pickford, R. (1973) (a.k.a. Ruth Bowyer). "The versatility of the World Technique." *Projective Psychology* 18: 21–31.

—— (1975) (a.k.a. Ruth Bowyer). "Expression of thoughts by means of the Lowenfeld sand tray 'World' material." In I. Jakab (ed.) *Transcultural Aspects of Psychiatric Art:* 188–92. Basel, Switzerland: Karger.

—— (1992) (a.k.a. Ruth Bowyer). "The sand tray: Update 1970–1990." *British Journal of Projective Psychology* 37(2): 26–32.

van Wylick, M. (1936). *Die Welt des Kindes in seiner Darstellung.* Vienna: Josef Eberle. (Summarized in Bowyer, L.R. (1970). *The Lowenfeld World Technique.* Oxford: Pergamon.)

沙
盘
游
戏
：

过
去
、
现
在
和
未
来

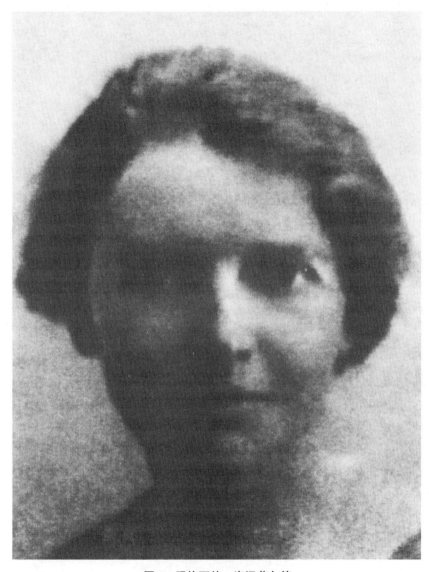

图 1 玛格丽特·洛温菲尔德

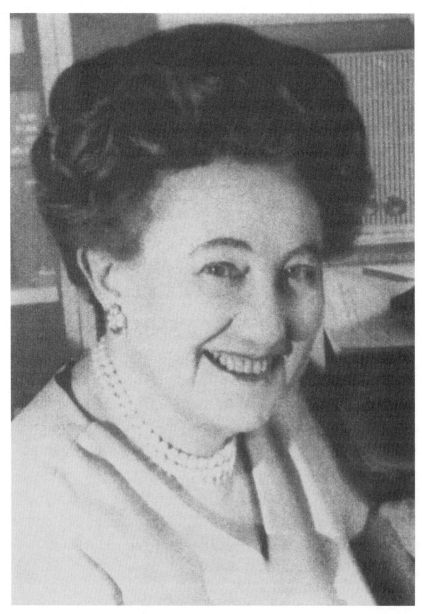

图 2　夏洛特・贝莎・布勒

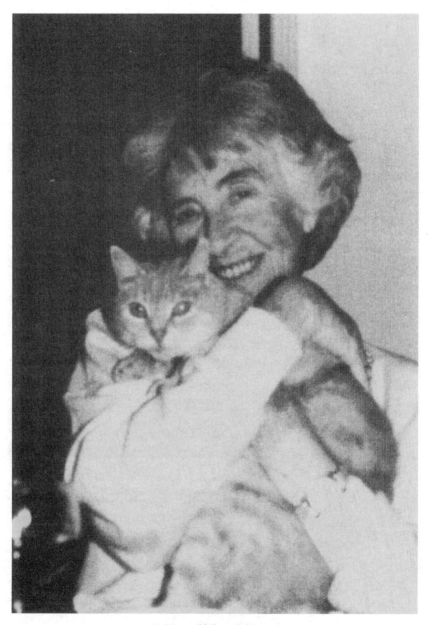

图 3　赫达·波尔加

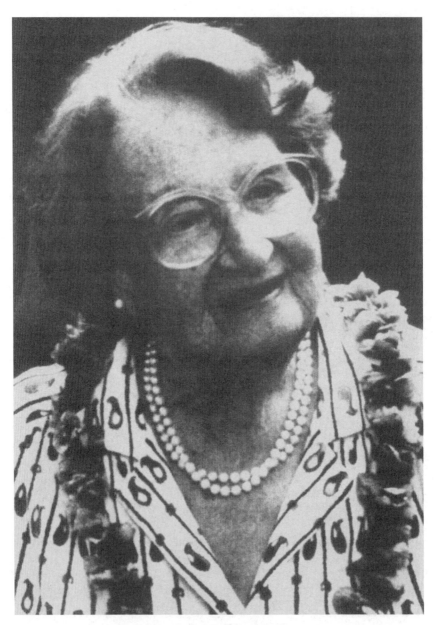

图 4　多拉·玛利亚·卡尔夫

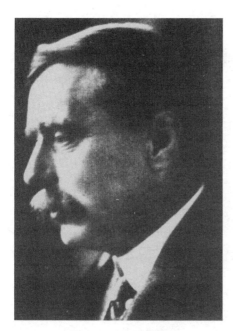

图 5　H. G. 威尔斯

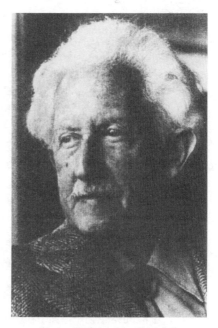

图 6　艾里克·H. 艾里克森

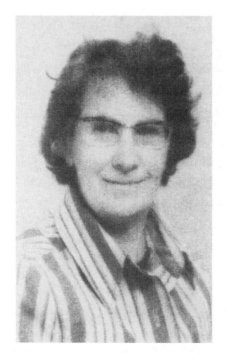

图 7　劳拉·茹思·鲍耶（皮克福德）

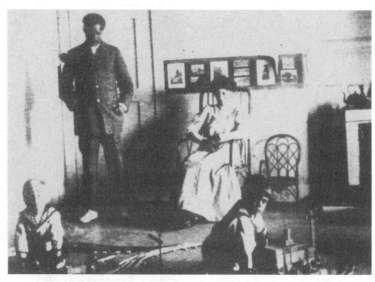

图 8　正带着两个小儿子在玩地板游戏的威尔斯和他的妻子简

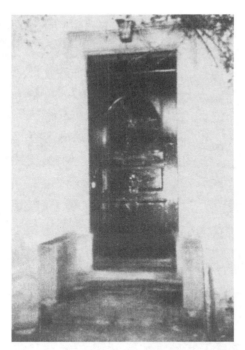

图 9　多拉·卡尔夫富有历史感的家的后院门

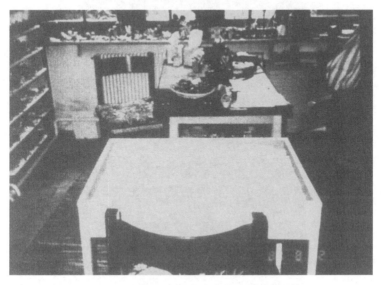

图 10　多拉·卡尔夫家中的沙盘游戏室

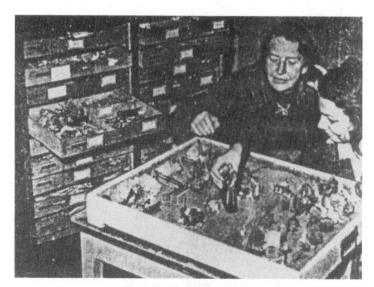

图 11　正在操作沙盘的玛格丽特·洛温菲尔德

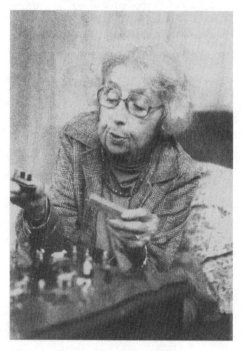

图 12　里斯洛特·费舍尔

第八章 当前趋势

到 20 世纪 70 年代早期，沙盘运动的创始人和早期领导者已经不在这一领域积极工作了。有些人年事已高，另一些人（波尔加、费舍尔和艾里克森）则致力于其他感兴趣的领域。因为有病在身，洛温菲尔德当时已经很少做讲座或督导临床工作者了（Urwin & Hood-Williams，1988）。布勒已经退休，但她偶尔还给研究生讲课（personal communication，Allen Webb，December，1990）。后来，他们都在短短的几年内相继去世。洛温菲尔德的工作由约翰·胡德-威廉姆斯（John Hood-Williams）继承，他不仅接管了儿童心理研究院（ICP），还接管了洛温菲尔德基金会，但是，人们对于洛温菲尔德所用方法的兴趣已经降低。布勒则没有留下接班人，继续研究她的游戏王国测试。

随着这些早期在沙盘工作中有杰出贡献的开拓者逐渐淡出舞台，多拉·卡尔夫以荣格心理学为取向、以象征为核心的沙盘游戏方法开始占据中心位置。事实上，在 20 世纪 70 年代，沙盘游戏疗法猛然崛起，迅速流行，部分应当归功于多拉·卡尔夫本人的奉献、影响和天赋。卡尔夫在给治疗师解释沙盘图时，主要让治疗师们接触自己的想象，并且鼓励他们亲自尝试。她对荣格学派象征方法的理解以及传达这种方法的能力，为沙盘游戏体验增加了一个更深层次的治愈因素。卡尔夫在全世界范围内的讲演、她于 1971 年首次出版的著作《沙盘游戏》（1980）以及录像带《沙盘游戏》（c.1972），使大批热衷于沙盘游戏的治疗师相继出现，他们不断把沙盘游戏结合到自己的临床工作、教学和写作当中。

卡尔夫认为必须重新联结心灵中被遗忘的部分，这一想法引起了当代临床工作者的共鸣。卡尔夫的沙盘游戏讲演生动地展现了我们在外在的物质和科技世界中所遭受的痛苦，在这一世界里，内在的体验（以及无意识和非理性的部分）未被赋予多少空间和价值。她的讲演说明了沙盘游戏自发的、直接的和表达情感的方面的特点，以及如何在治疗中为这些被忽视的方面提供表达的机会。身体与沙子（即大地母亲）的接触以及与象征世界联系的机会，平衡了传统的治疗对言语和理性方面的过分重视。卡尔夫的讲演还说明，沙盘游戏技术能够为曾受过虐待、忽视或受过创伤的人们，在其人生后来的任何阶段，治愈其早期的、前言语的创伤，同时还能为治疗师和来访者带来可观察的、可触碰的数据（个人层面的或者原型层面的）。

茹思·鲍耶的《洛温菲尔德游戏王国技术》（1970）一书的出版，也为沙盘游戏技术专业意识的增强做出了贡献。这本书综合了 40 多年来在沙盘领域的研究和出版著作，展示了世界范围内不同理论取向的临床工作者和研究者对沙盘游戏技术的浓厚兴趣。鲍耶这本书的出版，标志着沙盘早期时代的终结，并把早期开拓者们的遗产传给了下一代。

具有讽刺意味的是，关于沙盘技术最早和最有说服力的声音之一，却最晚才以书的形式让人们"听"到。洛温菲尔德撰写的《游戏王国技术》（1979）一书在她去世后才得以出版，最终为理解洛温菲尔德有关游戏王国技术方面的创造性思想提供了便利。

卡尔夫著作的深度和精髓、鲍耶的著作所建立的基础以及洛温菲尔德的书的适时出版，这三个因素集中在一起，继续影响着沙盘的流行，推动着这一方法进入新的时代。在过去的 20 年里，进一步的临床、理论和研究性的工作已经发展起来，主要集中在荣格学派的沙盘游戏方法上，而不是游戏王国技术或者其他沙盘方法。本章接下来的部分介绍以下方面最近的文献：

1. 卡尔夫沙盘游戏理论的扩展。

2. 当前的实践。

3. 实证研究。

4. 针对特殊人群使用沙盘游戏。

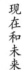

5. 沙盘游戏治疗在学校的应用。

本章还述及卡尔夫沙盘游戏组织目前的领导人的信息。

卡尔夫沙盘游戏理论的扩展

自 20 世纪 70 年代以来，理论的重点已经集中到对卡尔夫理论的巩固、深化和传授上。目前，已经有几篇对她的理论方法和应用的简短综述（Kahn，1989；Kalff，1991；Mitchell，1987；Reed，1980；Spare，1984；Stewart，1977，1982；Sullwold，1977，1982；Weinrib，1991）。卡尔夫的基本理论还被扩展到以下方面：（1）治愈过程；（2）荣格学派视野中沙盘游戏的治疗力量；（3）治疗师的角色；（4）移情；（5）延迟解释。卡尔夫（1980）把沙盘游戏过程视为一种自然而然的治疗模式，这种模式促进了原型的、象征的、人际的世界的表达，同时也能处理外部现实中日常关心的问题（见第六章）。在治疗师所创造的自由和受保护的空间中，如此多层次的表达能使自性得以显现，并通过完整性的意象表现出来。卡尔夫认为，如果自性的汇聚没有在人生的早期发生（由于被忽视，被过分焦虑的母亲抚养，或被虐待，或者受到战争、疾病或者其他环境干扰等外部的影响），那么自性可能在生命的任何一个时期被激活。卡尔夫坚信沙盘游戏能够促进这种自性的汇聚。在她看来，通过系列的沙盘游戏，自性得以显现，并为发展打下基础，同时能够加强自我与自性之间的联系，有助于儿童或成人以更自然和平衡的方式生活。通过多年来对这一过程的观察，卡尔夫意识到，通过对儿童或成人采用沙盘游戏方法进行治疗，这一持续进行的过程能够激活自性的显现。

治愈过程

卡尔夫把自性的汇聚视为治愈过程的核心原则。她认为："无论通过梦中的象征还是沙盘中的描述，只有在自性显现之后，自我才能健康发展。自性的显现是人格发展和巩固的保证。"（Kalff，1980：29）在日本举行的第六届沙盘游戏治疗国际会议（1988a）上，卡尔夫做了演讲，展示了一系列描述阴影的整合和通过圆的主题（表达整体性）来达到自性汇聚的幻灯片。另外一些"自性沙盘"（Self Trays）的确定因素包括：宗教主题、圆的曼荼罗图形、各种沙具集中到沙盘的中央，以及/或者在沙盘的中央出现对立面的统一。卡尔夫解释说，自性的汇聚，通常伴随着内在的和谐感受以及能够激发一种神圣特质的能量的转化。经常出现的情形是，当"自性沙盘"出现之后，行为会迅速发生变化，因为消极能量发生了转化，现在被用于发展更加整合的人格。

在其他的交流场合中（1987，1988b），卡尔夫提出警告，此时出现的自性的汇聚依然是非常脆弱的，她反对在这个关键的时刻结束治疗。她还提醒，在自性得以汇聚，一个重建的、力量增强的自我涌现之后，沙盘游戏的过程就发生了转变：儿童或者成人变得更加健谈，沙盘作品体现出向前发展的特点，这说明他们在面对外部世界的时候，更加有能力、更加独立，内在的趋中感不断增强。来访者接下来能通过言语的和直接的方式参与到自性化的过程当中。

为了对卡尔夫这一部分的理论进行改进和完善，温瑞布（Weinrib，1989）和安曼（Ammann，1991）明确区分了治愈过程和转化过程。安曼指出：

> （治愈过程能够在遭受）源自出生前或童年早期（的前语言创伤的人群发生）。这些人因为与母亲或者担任母亲角色的人的原生关系有所谓的障碍，所以他们不能发展起对世界或对他们自己生活历程的健康的信任感。通过沙盘游戏，沙画以及未受干扰的整体性的力量被激活并变得具有功效，由此产生了健康的基础，在此基础上新的人格结构得以建立。（Ammann，1991：4）

相反，转化的过程适用的个体本质上是健康的，具有稳定的自我，但其世界观往往过于狭窄和片面。他们心神不宁或者抑郁，并且感觉到意识有扩展的必要性。在沙盘中，直面阴影和内在的男性成分或女性成分，与自性相遇，瓦解了旧的模式，并产生了朝向心灵发展和自性化的运动（Ammann，1991）。

沙盘游戏：过去、现在和未来

荣格学派视野中沙盘游戏的治疗力量

卡尔夫的荣格学派取向使得她从更深层的视角看待洛温菲尔德的游戏王国技术。她认为，游戏王国技术不仅是一种与儿童沟通的技术，还有为无意识的象征意象赋予形式的潜能。斯图尔特（Stewart，1982）把卡尔夫的沙盘游戏视为荣格心理学的体验式拓展。斯图尔特把沙盘游戏与荣格的游戏体验联系了起来，游戏体验曾经对荣格发现无意识起了关键作用，荣格把他的游戏体验看作是象征智慧的创造性来源。斯图尔特则将沙盘游戏的体验比作梦的解析和积极想象，因为它们都对自性化过程有促进作用。

在沙盘游戏的过程中，意象被赋予视觉的形态，治愈的能量由此被激活。荣格本人也强调象征在治愈过程中的重要作用。象征（或沙盘中的缩微模型）是来自个人和集体无意识的意象的体现。荣格曾经详尽地说明了象征的治愈力量："个体的发展只能通过象征的途径才能开启，因为象征表征了远远超出其自身的事物。"（Jung，1961：293）象征的力量既能在沙盘游戏中发现，也能在梦、幻想、神话和宗教中找到。

温瑞布（1983a）指出，沙盘中的场景不仅反映了内在的意象，同时，这些可触摸的意象（缩微模型）也反过来影响无意识。当论及意识和无意识的相互关系时，亚当斯（Adams，1991）说："沙盘游戏是……一个独特的过程，因为它在具体现实的领域结合了意识和无意识。"（p. 19）同时在意识和无意识层面互动工作，使这种技术产生了强大的力量。

布莱德威（Bradway，1987）也从荣格学派的角度分析了沙盘游戏的效果和力量，从而肯定了那些在治疗中具有强大和有效作用的关键因素。布莱德威和斯图尔特一样，也赞成沙盘游戏是一种积极想象的形式，但是，她强调，沙盘游戏中的意象比梦中和积极想象中的意象更加具体、直接。根据布莱德威的观点，使沙盘成为有效治疗工具的重要治疗因素包括：

1. 使用具体的材料，如沙子、水和缩微模型。

2. 这些材料有能凝聚在一起的潜在可能。

3. 自由的创造空间。

4. 受值得信任且不予干扰的治疗师保护的感觉。

布莱德威解释说，沙盘游戏为来访者提供了一个体验和超越对立面，以及见证秩序从混乱中涌现的机会。她指出，通过沙盘游戏，以可以看见和触摸的方式体验心境和情感，有利于把消极的意象具体化并弱化，从而引向治愈的过程。

沙盘游戏技术的力量得到那些参与创作自己一系列沙盘作品过程的人们充分的认可。但是，这种体验的神圣性往往很难用文字记录。上面提到的临床工作者都尝试着通过确定沙盘游戏的以下治疗因素，来传达那种强烈的体验：象征性表达、具体材料的想象性运用、不予干扰的治疗师创造的自由和受保护的空间。这些因素集中在一起，就能引向自性——个人内在秩序的显现。自性的显现将使个体跨越到一个新的发展阶段，并增强人格的稳定感。

治疗师的角色

有几位采用沙盘游戏方法的临床工作者讨论并详细论述过治疗师与来访者建立积极和谐关系的重要性。卡尔夫（1980）强调，为了使来访者能在沙子中表达自己，治疗师非常有必要创建一个"自由和受保护的"空间。为了达到这个目标，治疗师必须持两种并行的态度：其一是开放与接纳（不作评判的理解态度），从而保证来访者能安全地表达自我；其二是保护的态度，使得来访者能够停留在自身自然的限制范围内（Kalff，1988b）。温瑞布补充道，"自由和受保护的"空间具有物质上和心灵上的双重维度。物质的维度在于沙盘本身，它是有一定尺寸的，能容纳沙与缩微模型的，而且模型的数目也有限。"情绪上和心灵上的自由和受保护的空间来自于治疗师的人格，这种人格是心灵的容器和治疗过程的保护者"（Weinrib，1983a：29）。

卡尔夫坚持认为，治疗的过程是受自性指引的，而且这些过程大多是无意识的。因此，治疗师的主要着眼点在于创造环境，以促进和支持自性开启其自我复苏。基彭霍伊尔把治疗师创造出来的这一空间

沙盘游戏：过去、现在和未来

（在这一空间中，个体可以游戏、创造和袒露自己），比作炼金术中的术语"密封瓶"（vas hermeticum），它意味着这样一种环境：那里有"充满关爱的和谐，但是也要……强烈地直面自己"（Kiepenheuer，1991：47）。

治疗的过程本身往往会选择自己的方向，拥有自己的目标以及自己的时间安排。治疗师的角色就是支持这个过程，而不是引导或指导这个过程走向某个特定的方向。卡尔夫写道，分析师应该跟从儿童的游戏。跟从游戏要求治疗师了解并能觉察象征的世界，以及来访者所处的外部世界。"治疗师的各种各样的活动之一……就包括对这些过程的理解，由孩子创作的材料象征性地表达出来，'其目标在于整体性'。"（Carmody，1985：81）

治疗师与来访者之间的情感联系的重要性已经从几个不同的角度进行了讨论。卡尔夫（1987）将这种联系称为"共时性时刻"（synchronistic moment），即治疗师和来访者之间的直觉联系，通过这种联系他们同时体验到展示在沙盘中的来访者的内心状态。这种共时性时刻是一种深层的认知（顿悟时刻），是一种不需言传的意会。布莱德威（1997b：37）把它视为"终极的治疗时刻"（ultimate therapeutic moment）。

河合隼雄是日本的一位荣格心理分析师、京都大学的教授，他认为就移情角度而言，治疗师与来访者的联系发生在"原"（Hara）水平上（Kawai，1985），通过这一水平，直接的、非言语的想法，从其中一人的中心（原）传达到另一个人的中心。按照日本人的观点，"原"是一个持续的、非言语的过程，而卡尔夫的共时性时刻则是一系列的单独的时刻，每一个时刻都产生对自己的觉察。卡尔夫认为"原"过程是一个非常有价值的概念，她同时相信西方的心灵需要比"原"过程更多的认知觉察。

移　情

儿童治疗中的移情问题在历史上已经有很多的争论。一方面，安娜·弗洛伊德认为，因为儿童处在母子关系的发展过程中，所以移情

（即来访者把因早期与重要人物之间的经历而产生的情感与行为转移到治疗师身上）并不是年幼儿童治疗过程的核心问题。另一方面，克莱因则认为，移情的分析对理解婴儿期的创伤和剥夺至关重要，同时，对儿童做移情分析时机已经成熟，因为他们此刻正好处在母子互动的生活体验当中。

洛温菲尔德对移情则持另一种观点。她希望来访者核心的移情主要指向沙盘和材料本身。她觉得来访者-治疗师的移情关系会干扰这种移情。为了把对治疗师的个人移情降到最低以及把移情最大化地指向材料，洛温菲尔德经常在治疗过程中把儿童重新分配给另一名不同的治疗师（Urwin & Hood-Williams，1988）。她将治疗师的角色看成是促进儿童对他自己的沙盘作品的理解，因此，对治疗师而不是对材料的移情会干扰儿童对沙盘的理解（Lowenfeld，1939）。洛温菲尔德相信儿童在沙盘中的创造是他与自己的直接面对，所以，治疗师无须解释，尽管治疗师可以问问题引出儿童对沙盘中正上演的场景的理解。然而，尽管洛温菲尔德在这一问题上表现得很坚定，但当克莱因质询她（Lowenfeld，1939）关于移情的观点时，她表现出调和的态度，她承认儿童-治疗师之间确实会发生移情，移情是治疗过程中的一部分。

多拉·卡尔夫关于移情的态度受到过荣格关于心理分析的观点的影响。荣格认为，分析是一个"辩证统一的过程"（dialectical process），这意味着双方参与者（来访者和治疗师）都投入双向的互动之中，治疗师与来访者一样"身处治疗当中"，因此并不处于权威的位置。正是治疗师作为一个人的发展，而不是他们的知识，在治疗过程中起着决定性的作用（Samuels，1986）。荣格还认为，在移情关系中，治疗师相对于来访者，既是一个个体，又是来访者内在内容的投射。

布莱德威（1991）指出，卡尔夫所谈的不是将过去的情感转移到治疗师身上的这种经典的移情。在多数时候，卡尔夫只是间接地提到移情的问题。对于卡尔夫而言，"移情提供了实现潜能的空间"（Bradway，1991：25）。移情之所以引起卡尔夫注意，主要是因为它的积极

沙盘游戏：过去、现在和未来

方面而非消极方面。

卡尔夫相信，如果治疗师能够创造一个"自由和受保护的空间"，则将促进来访者对治疗师产生积极的移情，从而加强自性的汇聚。卡尔夫说：

> 治疗师的任务在于形成一个使来访者感到完全被接纳的自由空间。它同时也是一个受保护的空间，因为沙盘游戏治疗师尊重来访者的界限。治疗师成为值得信赖的人。这样，消极的或破坏性的倾向不是被压制而是被描绘出来并且得到转化。（Kalff，1991：12）

随着时间的推移，卡尔夫关于移情的观点不断发展，后来她认为来访者与治疗师的关系有时候甚至会在沙盘中直接地表现出来。卡尔夫开始留意到沙盘作品本身如何直接地指向来访者-治疗师的关系。比如，一个来访者选择的沙具可能描述了他对治疗师的情感。

布莱德威发现，沙盘里的一个重要沙具的放置或方位可能与治疗师相对于沙盘所坐的位置有关。"沙盘里的一次旅程可能指向那个角落，或者一支枪可能瞄准我的方向。"（1992：28）当来访者明确指出某一个特定的沙具就是治疗师所扮演的特定的角色时，更明显的移情关系就会发生。此外，有些来访者会把两个相似的沙具放在一起，这也可能是在描绘移情的感受（Friedman，1989）。

越来越多的沙盘游戏治疗师达成共识，认为沙盘游戏过程中的其他方面也暗指移情。比如：

1. 来访者对于使用沙盘，要么轻易接受，要么拒绝时。

2. 当沙盘图完全对治疗师开放或者不让治疗师看见时。

3. 当沙具被以特殊的方式对待时（比如，破坏、偷窃、妒忌、珍爱）。

4. 对治疗师所收集的沙具进行批评、表扬，或者与其他人收集的沙具相比较时。

温瑞布（1983a）提供了一个案例，来说明沙盘是如何成为过渡依恋物（transitional object）的。关于过渡依恋物，参照维尼考特（1975）所下的定义。沙盘游戏治疗使个人的发展脱离了与治疗师的认同，进入了一个更独立的领域。她观察到：

> 移情至少部分地从治疗师个人身上转到了沙盘上，因为沙盘
> 变成了一个独立的客体。患者经常报告说，他们有意识地在脑海
> 里装载着沙盘的意象（而不是治疗师的图像）。他们可能会关注
> 或者重新体验所创作的沙盘场景的某个部分，或者改变它，或者
> 在下一次有机会时将新的想象的场景真正地创作出来。

温瑞布继续说：

> 有时候，移情似乎既包括治疗师个人，又包括沙盘。另一个
> 住得很远的患者，每个月坐飞机来做一次治疗。他说："还可以。
> 我把沙盘装在头脑里，在上面摆弄东西，感觉好多了。"（Wein-
> rib，1983a：52-3）

这部分讨论涵盖了当前关于沙盘游戏治疗中的移情的一些观点。
理解这些观点有助于拓宽并深化我们对于沙盘游戏治疗工作的性质的
觉察，以及治疗师与来访者的潜在关系的深入了解。

延迟解释

温瑞布（1983b）着重强调对沙盘作品进行延迟解释的那部分理
论：只有当来访者内心准备好后，治疗师才能做出解释，即使在这种
情形下很难保持沉默。关于遵循这一方法有多困难的说明，温瑞布引
用了荣格的话（1953：51）："让无意识按照自己的道路前进并且真实
地体验它超出了一般人的勇气和能力。"谈到解释的合适时机时，温瑞
布认为，只有在"自性汇聚、新的自我……涌现之后"（Weinrib，
1983b：127-8）才算准备好了。她解释道："要求来访者进行联想，
只是在鼓励大脑皮层的活动；联想在这里并不需要，除非是在最自发
的状态下出现的，因为沙盘游戏的一个基本理论前提就是心灵的治愈
在本质上是情绪的而非理智的。"（1983b：121）

在温瑞布看来，延迟解释并不意味着治疗师不对沙盘的场景作任
何评论。事实上，沙盘游戏治疗师的角色就是做一个共情的观察者和
倾听者，同时还要熟悉在沙盘场景中逐步展开的各个发展阶段。这方

面的知识能够让治疗师可以更加明确地识别需要干预的时刻。资深的治疗师还可以利用来访者所建沙盘场景中提供的线索，发现需要在言语治疗中重点对待的无意识主题。由于来访者对于象征在个人方面的联想非常关键，因此沙盘游戏治疗师需要经常与来访者讨论这方面的问题。

当来访者已经准备好讨论他们的作品时，安曼（1991a：5）指出，她已经"深刻地体会到，对于许多接受沙盘分析的人来说，当他们的转化过程开始之后——这个过程可能需要好几个月——他们自己能够对其沙画进行意义深刻的解释。他们体验到来自他们的创造活动的治愈力量，这种体验影响了他们的内在成长和成熟"。这种对沙盘游戏的后期回顾，就是理解和接纳成长与变化的时刻。

当前的实践

围绕专业与个人的发展、沙盘游戏的环境、向来访者介绍和解读沙盘等问题，沙盘游戏治疗师们已经展开了广泛的讨论。接下来的部分从当前的实践的角度对所有这些问题进行了审视。

专业与个人的发展

在对来访者采用沙盘游戏技术之前，个人的和专业的特殊训练是非常有必要的（Jung，1988c）。与一位资深的沙盘游戏治疗师一起体验一次个人的、深入的沙盘游戏过程是非常重要的，以便获得关于这一技术的力量的第一手资料。事实上，国际沙盘游戏学会的创立成员感觉到亲自完成沙盘游戏的过程，比任何其他方面的训练更加重要（Kay Bradway，personal communication，January 25，1993）。除了获得一般的心理治疗实践所必需的基本的专业训练和能力以外，沙盘游戏治疗的培训还包括参加特殊的课程班和工作坊，以及这个特殊领域的团体督导和个体督导。

沙盘游戏环境的发展

在接受沙盘游戏培训期间，治疗师开始着手收集沙具，制作或购买沙盘，创设空间，以创建沙盘游戏治疗的环境。按照卡尔夫的模式，治疗师通常要为来访者提供两个沙盘，一个装着湿沙，另一个装着干沙。两个沙盘的底部都被涂成蓝色，这样沙子被推开后能给人以水或天空的印象。许多沙盘游戏治疗师使用的沙盘都遵照卡尔夫推荐的尺寸：72.4厘米×49.5厘米，深7.6厘米；这个尺寸方便来访者观察沙盘的全貌。

沙具一般陈列在敞开的架子上而不是关闭的壁柜抽屉里（Hegeman，1992）。沙盘游戏治疗师不再像早期采用洛温菲尔德的工作方法的治疗师那样，担心来访者会因为众多的沙具而感到不知所措。长期的经验已经证明，来访者认为有众多的沙具可供挑选是有意义的，同时，治疗师还观察到，来访者通常会被特定的沙具所吸引，而在那一时刻，有意义的主题就会出现。早期的治疗师将他们收藏的沙具模型的数目限制在150个到300个之间，而当代的沙盘游戏治疗师收藏的沙具会多得多，这为表现更多的象征主题提供了机会。

向来访者介绍沙盘游戏

与洛温菲尔德对来访者作冗长的"游戏王国技术"介绍形成对比，当前的趋势是简要介绍沙盘后邀请来访者使用材料。卡尔夫请来访者"看看架子，直到看到对着你说话的东西。把它放到沙盘里，然后随意添加任何东西"（Bradway，1981b：134）。与此相反，布莱德威（1981b）只是偶尔运用卡尔夫的介绍，她更倾向于根据具体的环境做出新的介绍。她的目标是创设一个轻松的氛围，以利于创造性的想象，同时又不过分激发智力的和言语的能力。

儿童对于使用材料，通常能非常自然和自发地做出反应。然而，成年人可能会在这种不熟悉的环境下表现出不愿意和不舒服。治疗师的理解和支持通常能使成年来访者放松下来，并且更加自如地进入沙盘游戏的过程。十几岁的青少年经常对沙盘持有一种怀疑和/或敌对的态度，他们认为自己被安排了一个像小孩一样玩玩具的任务。通常，治疗师有必要让青少年确信他们并没有被看成小孩子。比如，治疗师可以强调沙盘游戏对于成年人的好处，而不去强化它是一种游戏治疗技术。

解读沙盘

今天，绝大多数经过训练的沙盘游戏治疗师对沙盘的解释和理解都是基于卡尔夫的观点，这是由多种复杂的因素造成的：卡尔夫运用沙盘游戏进行治疗的时间很长、她有荣格学派的培训经历、诺伊曼发展理论的影响、她与洛温菲尔德工作的经历、她对东方哲学多年来的研究，以及她自己高度发展的直觉能力。卡尔夫的模式提供了对沙盘的普遍的理论解读（见第六章），而不是具体明确的指南。

为了做出个性化的解释，大多数沙盘游戏治疗师运用了他们所有的心理学训练和能力，包括理论理解、象征知识、对过程的观察、直觉和共情。目前的趋势似乎是摒弃对具体规则的严格遵从，因为具体的规则充满了限制和局限性。

综观当前的沙盘游戏研究文献，我们能看到五种主要的研究方向：

1. 沙盘作品是如何被创造出来的。从来访者创造其沙盘作品的方式中，治疗师能够收集到大量治疗的和诊断的信息。

（1）来访者在创作沙盘时，表现出多大兴趣或阻抗？

（2）是选择了干的还是湿的沙盘（Bradway，1981b；Dundas，1978；Maclay，1970；Thompson，1981）？

（3）来访者站在沙盘的什么位置（Weinrib，1987）？

（4）沙子和水是如何被利用的（例如，沙子是被塑形还是被把玩，加了多少水，以及什么被弄湿了）（Tatum，1991；Thompson，1981）？

（5）沙具是怎样摆在沙盘里的（例如，摆沙具时来访者是否果断，是热情还是不情愿，步子是迅速还是缓慢，是否对于沙具的摆放位置改变主意，是否不断地移动沙具，哪些沙具没有使用又被放回架子上）（Dundas，1978）？

（6）沙盘图是已经完成了的，还是仍"处在过程中"（即动态的、不断变化的）（Rhinehart & Engelhorn，1986）？

（7）当来访者创作一幅沙盘图时，能观察到怎样的心境变化？

（8）在体验过程中，来访者描述最终的故事（如果给出）时做出了什么口头评价，以及对沙盘作品有什么情感反应（Thompson，1981）？

2. 沙盘的内容。治疗师对各种资料进行研究，以便理解沙盘作品所传达的心理意义。

（1）沙具的象征意义（Capitolo，1992；Gradwell，1992；Jackson，1991；Kalff，1980；Millikan，1992）。例如，随着一只青蛙出现在沙盘中，治疗师可能会考虑它的转化意义（即它在水上和陆地上两栖生活，并由蝌蚪转变为青蛙），以及它在故事中的神话功能（例如，王子变成青蛙，又变回王子）。

（2）沙具的使用和摆放。这包括要注意所使用沙具的数目、沙具所朝的方向（Bradway，1981b）、沙具是放置在离来访者较近还是较远的地方（Aite，1978）、不协调的地方（Furth，1988；Pickford，1975）、沙盘中各个部分间的联系（Bradway，1981b）、对立物的使用（Bradway，1981b；Stewart，1981），以及在随后的沙盘作品中相同的沙具出现在相同的位置等。

（3）使用沙子和沙具所摆出的形状。这包括要关注与其他的事物（尤其是身体部分）相似的形状、把沙盘的某一部分孤立起来的形状、把某一区域或沙具与另一个区域或沙具联结起来的形状，以及不协调的形状（Kalff，1979）。

（4）对五大元素的现实性和表征性使用：气、水、土、火、风（Amatruda，1991；Baldridge，1990；Berry，1989；Bradway，1985；Cunningham，1991；Friedman，1991；Kalff，1987；McNally，1984；Tatum，1991）。

（5）沙盘作品中蕴含的发展阶段：例如，诺伊曼（1973）的植物的、奋争的和群体的阶段，皮亚杰的认知发展阶段（Jones，1986），以及艾里克森的发展阶段（1963）。

（6）沙盘作品的整体组织：来访者是纵向地、横向地，还是呈斜对角地使用沙盘；沙盘是空的还是满的；空间的使用；作品场景是有组织的还是混乱的；沙盘作品是僵化的还是流畅的；沙盘中的障碍；

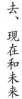

边缘和围栏；斜线方面的考虑，特别是对角线（Kalff，1988b）；沙盘的中心位置如何被利用；具体四个象限的使用；项目间的平衡和不平衡；对立物之间的联系（Bradway，1979a）；沙盘中冲突的表现；奇异或不寻常的组织和表征（Furth，1988）；静态与动态的含义（Bradway，1992）。

3. 以发展的视角看待一系列沙盘作品。在观察一系列沙盘作品的时候，治疗师应该及时察觉沙盘作品中出现的演化特质（是前行的还是退行的）以及激发出来的无意识的层次，是个人的层次还是原型的层次（Weinrib，1989）。在观察这个发展过程时，治疗师留意以下的问题将会有所帮助：

（1）在沙盘中，原来只体现静态特点的地方是否有运动迹象出现？

（2）平衡和趋中的特点是否不断增加（Bradway，1987；Bowyer，1970）？

（3）核心沙具的摆放位置和所起作用随时间的推移发生了改变吗？

（4）展现了一个或更多的主题吗？

（5）主题或情境是产生（出现）、转化（变化）还是消亡（消失）？

（6）象征内容是否有改变（Bradway，1979a）？

（7）沙盘有没有一直不变的特点（Bradway，1979a）？

4. 沙盘游戏的故事。在创作沙盘作品的过程中或在完成沙盘作品的时候，来访者可能会自发地说出一个故事。仔细聆听故事的象征内容、情绪暗示、主题以及故事的解决方案，可以增加治疗师对来访者内在过程的洞察（Kawai，1992）。

5. 治疗师的情感反应。在来访者创作沙盘的过程中，一个需要考虑的重要方面就是治疗师个人的情感反应。这种情感反应会为治疗过程带来更深入的体验，以及值得思考的信息。治疗师的情感反应以及在脑海中自发产生的意象，应该得到鼓励而不是被置之不理，即使从理性的角度来看，这些在一开始可能显得毫不相干。卡尔夫在观察沙盘时，不断地询问自己："这使我产生了什么感觉?""这幅沙盘图给我什么印象，沙盘中什么最先吸引我?"（Kalff，1988b）。例如，治疗师注视着来访者建造一个"漂亮的"沙盘时，可能会体验到不协调的感觉，觉得沙盘是表面化的。来访者的统合的体验在治疗师看来是不真实的。这些情感的真实性应该包含在对沙盘的理解当中。

目前，对于从初始沙盘中收集到的信息的重要性这一点，沙盘游戏治疗界非常感兴趣，并展开广泛的讨论（Avrech，in press；Crable，1976）。尽管洛温菲尔德本人并不认为初始沙盘有任何特别的重要性，但她的同事皮克福德（Pickford，1975）认为，一个人的特殊问题通常在他的第一个游戏王国作品中体现出来。卡尔夫（1988b）的观点也有别于洛温菲尔德，她认为初始沙盘能揭示：

1. 来访者对治疗的感受。

2. 他与无意识的关系。

3. 个人的问题。

4. 可能的解决方案。

弗里德曼（Friedman，1987）指出，观察第一个沙盘的时候，以下问题可以作为有用的指导：

1. 能量点在哪里?

2. 问题点在哪里?

3. 哪一类分组较明显?

4. 沙盘作品中体现了什么类型的问题?

5. 在沙盘中是否有力量和帮助资源?

温瑞布（1989）提醒：有时候初始沙盘可能"只是漂亮"（面具化的沙盘），但是，第二个沙盘可能就"直接深入内心"了。例如，一些来访者刻意选择沙具，创作一个代表具体事件和个人特点的场景，希望引起治疗师的注意，这可能会持续一小段时间。但是，通常从第二个沙盘开始，就会向心灵深处靠近。

目前，有关理解沙盘作品方面讨论的主要问题之一就是四象限理论（quadrant theory）应该占有多大分量。四象限理论将沙盘分为四个部分，并认为它们代表对立的事物（如母亲/父亲、意识/无意识、个人无意识/集体无意识）。对于将沙盘分为四个象限进行部分归类，而不是把图画看作一个统一的整体，一些治疗师（包括晚年的卡尔夫）一直持犹豫态度（Furth，1988；Kalff，1988b）。当前的共识是：从这一有限的角度分析沙盘无助于对沙盘的整体理解。不过，还是有几名治疗师看到了四象限理论的价值，认为这是理解庞杂的材料的第一步（Aite，1978；Ammann，1991；Ryce-Menuhin，1992；Weinrib，1983a；Zeller，1979）。

实证研究

卡尔夫多年来对沙盘理论的教授和发展已经引起了人们对实证研究的兴趣。直到20世纪90年代，卡尔夫和她的追随者们一直避免使用量化和控制的方法理解沙盘，他们选择对沙盘中所选的沙具以及沙盘场景中的运动的象征意义做更为主观的理解。关于怎样理解沙盘，尚未发展出具体的、有组织的理论指南。但是，有几项研究已经开始探讨沙盘游戏过程中包含的各种问题。另外一些研究则在寻找一种诊断的方法，尽管诊断的观念与卡尔夫的方法是对立的。

这些研究运用了各种研究方法，从使用大型样本的实证研究（Jones，1986；Volcani et al.，1982），到评估沙盘游戏当前使用状况的调查（Miller，1982），再到被国际沙盘游戏治疗学会认可并收录在档的特殊个案研究。有些研究者对具体的象征或沙中的轮廓结构产生了兴趣（Abel，1985；Hedberg，1988），另一些研究者更多地关注沙盘游戏技术本身的效度（Fujii，1979），还有一些研究者则试图找出特定人群沙盘作品的相似点和不同点（Bradway，1979b；Stewart，1981）。

本小节探讨1970年以来用英文发表的关于沙盘游戏的实证研究。尽管这一领域研究发表的文献数量不多，且只有几项研究对这一主题进行了深入的考察，但是这少数几位学者的发现却意义重大，同时也指明了深入研究的必要性。

沙盘游戏技术的信度

藤井（Fujii，1979）在使用沙盘进行信度研究方面提出了两个问题：

1. 评判人能否准确地辨认出沙盘图是哪个组创作的（即小学组、中学组、行为不良组和情绪困扰组）？

2. 沙盘作品是否具有足够的信度，从而使观察者能够辨认出哪些是同一个人在一段时期内创作的？

藤井的被试是 4 组青少年男孩：小学组（12 岁）、中学组（13～14 岁）、行为不良组（13～15 岁），以及情绪困扰组（10～12 岁）。每个小组有 5 个男孩，他们都是从 4 个大组中随机抽取出来的。

每个孩子创作两幅沙盘图，时间每隔二至四周。孩子只得到简单的指示："用这些玩具和沙子在这个盒子里做任何你喜欢的东西，没有时间的限制。你完成以后告诉我。"（Fujii，1979：22）提供的是普通的沙盘和沙具。在沙盘游戏完成之后，就拍照记录。

沙盘的照片由 10 名评判者查看：5 名是有经验的沙盘游戏治疗师，另外 5 名是教育心理学专业的研究生，他们并没有沙盘游戏治疗的临床经验。有经验的评判者能够确定照片属于哪一个小组（小学、中学、行为不良和情绪困扰组）（显著性水平 $p < 0.05$）。所有 5 名有经验的评判者和 3 名没有经验的评判者都能够将同一个男孩的初次沙盘与二至四周之后所做的沙盘在远超运气的水平上进行匹配（$p < 0.01$）。但是，有经验的评判者将初次沙盘和二次沙盘匹配的水平要高得多（$p < 0.05$）。

同一位研究者（藤井）还使用姓氏青木（Aoki，1981），开展了另一个有关重测信度的研究。她的方法和材料与 1979 年的首次研究相同。在这个研究中，她没有使用评判者，而是比较了 4 组被试创作两个沙盘时的行为。她发现与其他组相比，行为不良组需要更长的时间开始游戏（$p < 0.05$），而情绪困扰的孩子则需要更多的时间创作沙盘（$p < 0.05$）。她对于被试如何使用沙子的发现非常有趣：中学组的孩子都没有使用沙子，但是小学组的 5 个孩子都把沙子挖到了沙盘的底部，做出河流、池子和海洋。两个适应不良组的孩子仅仅用手指尖挖掘沙子或者画界线，与小学组相比，他们在使用沙子的时候表现得更加犹豫。整体的研究结果揭示出，沙盘游戏技术是可信的，适应不

沙盘游戏：过去、现在和未来

良组的表达比适应良好组的表达更加稳定。青木提出的假设是：适应不良组坚持用他们自己的方式来表达，因为他们有表达自己的问题的迫切需要，这可能阻碍了他们的创作过程。

儿童的年龄对其使用缩微模型的影响

坎普和凯斯勒（Kamp & Kessler，1970）研究了儿童的心理和生理年龄如何影响他们在特定的空间内组织缩微模型的方式。他们研究了 4 个年龄组的儿童（6 岁、7 岁、8 岁和 9 岁），每组包括 5 名来自堪萨斯州首府托皮卡的公立学校的正常儿童（$n=20$）。研究者给孩子们提供了一共 431 件缩微模型，并要求他们在一张高 91.5 厘米的一端为方形，另一端为圆形（约 76.2 厘米×119.4 厘米）的桌子上进行使用。

每名儿童的"游戏王国"发展水平通过采用有四种场景的量表进行测量后确定。按照递减的顺序，这些场景包括：

1. 现实场景（realistic scenes，将两种以上的缩微模型按具体的方式摆放，这种安排方式可以在现实中起作用）。例如，一辆车被摆放成正在驶过架设在水面上的桥梁，通向一座房子，一家人站在房子的外面。

2. 描述性结构（depictive configurations，缩微模型之间的联系不够现实）。例如，尽管场景中包括了房子、树木、人物和车子，但是没有明显区分出来的街道，所有的车辆都朝着同一个方向前进。整个结构过于分散，不能视为现实情景。

3. 示意性结构（schematic configurations，各个元素大致归属在一起）。与前两种类型相比，这些作品描述性较弱，关系也更不明确，缩微模型往往被排列成行。例如，一些树木可能被安排成森林，但是那些树木要么排列成行，要么分散在整个沙盘中。

4. 并列结构（juxtapositional configurations，缩微模型散布在部分或整个沙盘中，没有任何表征含义）。孩子在安置和命名玩具时是经过考虑的，但是这一安排并不是由玩具所代表的意义确定的。

坎普和凯斯勒（1970）发现，尽管多数孩子会在他们的作品中使用所有种类的要素，但是孩子的年龄是决定主要使用以上哪一个结构的指标。年龄最小的孩子（6岁）创作出并列结构和示意性结构的场景（他们的场景没有一个是现实场景）；年龄最大的孩子（9岁）创作出描述性结构，并伴有一些示意性和现实性场景的要素（他们的场景中没有一个反映了并列结构）。

　　研究者还发现，在决定四种结构中哪一种在作品中使用最多的时候，生理年龄比心理年龄更加重要，但是，智力水平确实影响着所采用结构的种类。与同龄儿童中智力水平较低的相比，智力水平较高的儿童发展水平也较高（也就是说，他们的作品得分接近现实结构的水平）。

　　坎普和凯斯勒还发现，哪怕是年龄较小的孩子，在游戏王国中大量的运动（过度玩弄沙子而不是创作静态的图画）也与他们的适应不良有关。他们的发现与布勒（1951a）的发现一致，这些研究都发现，围起来的游戏王国或者占用面积过大的游戏王国通常显示了情绪方面的适应不良。此外，人物的省略似乎暗示着人际关系方面的障碍。性别差异也体现出来：女孩比男孩使用更多种类的元素（更多的动物、室内玩具和人物）。这个发现支持了艾里克森（1951）的观察结果，他发现女孩更喜欢代表内在空间而不是外部空间的元素。

儿童的年龄和心理健康对沙具使用的影响

　　年龄差异对正常儿童（作为对照组）和住院接受精神病治疗的儿童的游戏结构的影响是坎普、艾姆布罗修和兹万（Kamp, Ambrosius & Zwaan, 1986）感兴趣的问题。他们研究了30名年龄从10.3岁到11.6岁的儿童，其中15名是住院接受精神病治疗的儿童，而另外15名儿童来自堪萨斯州首府托皮卡的一所小学。正常小学组的儿童与住院治疗组的儿童在年龄和性别上配对组合。

　　实验的材料包括328件沙具，摆放沙具的桌子一端为方形，另一端为圆形（约76厘米×109厘米）。每个孩子摆设一个场景，然后按照15个病理学标志［其中一些与布勒（1951b）的病理学标志类似］，对场景进行评分。

　　结果显示，精神病组的儿童比对照组的儿童表现出更多的病理学上的标志（$p<0.05$）。精神病组儿童使用沙具的数量少于 50 个，他们主要使用某一类沙具，并且所使用沙具的类别少于 5 种，不使用士兵和人物，不遵照桌子的形状，摆设显得十分拥挤（所有的材料都摆设在桌面三分之一的区域中），使用更多的围栏，而且超过 40% 的时间在移动玩具。相反，对照组的儿童明显地使用了更多的人物、士兵、动物、建筑物、户内（$p<0.01$）和户外设施（$p<0.02$）。

其中，5 个对照组孩子的作品具有一种或两种病理学标志。为了更好地理解这一特别发现的相关性，对照组填了社会关系表（sociogram）。社会关系表的重要发现（$p<0.01$）显示，这 5 名有一项或两项病理学标志的儿童中，4 名从来没有被其他儿童选择过。这些儿童看起来完全没有社会角色，连负面的角色也没有。

在这项研究中，智力并不是一个显著因素。智商高于 100（$n=20$）与低于 100（$n=8$）的儿童在病理学标志的数目上没有区别。因此，坎普、艾姆布罗修和兹万发现，正常组和障碍组的儿童在沙盘中使用和选择沙具时存在显著差异。正常儿童的沙盘作品显得丰富、充实，障碍较少，而障碍组儿童的沙盘作品没有那么明确，完成度不高。

儿童沙盘游戏中的皮亚杰发展阶段

对于儿童的年龄与其所创作的沙盘图类型有关联这一论题，琼斯（Jones，1986）提出了质疑。同时，她还质疑年龄差异及其与皮亚杰发展原理和年龄阶段的一致性。

琼斯分析了 185 名年龄从 11 个月到 18 岁的儿童的初次沙盘世界。样本包括每个年龄段各 10 名儿童（5 个男孩和 5 个女孩），其中 1 岁组例外，这一年龄组包括了 15 名儿童（6 名女孩和 9 名男孩）。孩子主要是来自中层和中上阶层家庭的白种人。

研究采用了传统的沙盘游戏设备，并且提供了广泛的可供选择的缩微模型。研究者让年龄大的孩子"创造一个世界"，而告诉年龄小的孩子可以"在沙中游戏"。孩子的游戏通过以下维度被记录下来：使用的沙具、沙具被选择的次序、孩子的口头评论和行为、沙具的移动、沙子的使用、与观察者的互动，以及整体的作品（通过照片和图表同时记录），以最终确定作品是否与皮亚杰的发展阶段一致。

3名经过训练的治疗师对收集到的资料在量表上计分，对沙盘世界的总体综合评价进行测算，同时他们也在清单上对具体的评价计分。一张计分清单评价沙子的使用情况，另一张评价沙子的形态。其他的量表和清单测量沙具的放置和沙具的关系结构。此外，两个一般的量表用于评估沙子和沙具的使用情况。"沙盘世界景观量表"（World View Scale）是根据皮亚杰的认知和发展原理以及沙盘空间使用的百分比，来评估整个沙盘及其缩微模型结构。量表和清单都具有很高的评分者信度。研究者从性别和年龄两个维度对数据进行了统计分析。

这次研究的结果提供了大量的证据，支持儿童在沙盘游戏中创造性表达的结构与皮亚杰的认知发展阶段理论相一致的假设。沙盘世界结构的复杂性随着年龄增长而不断增加，这与皮亚杰所提出的发展顺序相一致。

根据皮亚杰的发展阶段对孩子们的沙盘世界进行观察，琼斯发现处于阶段1（0～1岁）的儿童在建构沙盘世界时，表现出如下相似性：

1. 没有沙盘的场景或者关联的视角的迹象，组成部分和主题是分散和零碎的。

2. 创造的沙盘世界超出了沙盘的边界，只有少数沙具（25％或更少）在沙盘里。

3. 沙具被并排摆放，但是方向没有目的性。

4. 很少有集中感或者协调意识，沙具堆积和分散在整个房间和沙盘中。

5. 沙具之间的关系是"奇特的"和"高度主观的"。

6. 沙子被孩子扔、抛在沙盘的里面和外面——沙具被扔进和扔出沙盘。

7. 没有通过将沙具组织在一起而在沙盘中创造出边界。

阶段 2（2 岁至 4 岁）：

1. 沙子的世界中出现了视角感，孩子描述了某一刻的场景和局部的联系。但是，沙盘中的沙具仍然是混乱堆积的。

2. 大多数沙具都被放置在沙盘的边界内，但通常也有沙具被放在沙盘外面。在这一阶段，沙盘的大部分区域通常被使用，但是，仅仅只使用部分沙盘的情况也不罕见。

3. 沙具的使用和方向要么是有目的的，要么没有目的，这取决于孩子对简单的戏剧性游戏的投入程度。

4. 沙子主要用于埋藏沙具和把沙具挖出来；这种简单的戏剧性的游戏，能够引导出模糊的界限意识。

5. 尽管没有明确地使用沙具来创造边界，在没有明显目的的情况下界限依然能够表现出来。

阶段 3（5 岁至 7 岁）：

1. 作品中出现了某种部分建构的意识，其建构既不是完全总括性的，也不是分散的，这体现了各种关系的开始。

2. 沙子世界一般都在沙盘的边界里创造出来，占据了 91% 至 100% 的沙盘空间。

3. 两个沙具被刻意地安排成相互朝向对方，并且产生人际关系或者功能上的联系。

4. 当沙具超过两个的时候，戏剧性的分组采用简单的形式（例如两个巫婆围绕着一个大锅炉）。

5. 通过沙具的位置、动作和沙具间的关系，沙具之间生动的情节明显地表现出来。

6. 沙子已经用于创造稳定的结构和清晰的边界，尽管沙子较为散乱，边界有些模糊。

7. 采用沙具创造的边界的形式较为简单（如小动物簇拥在母亲的身边）。

阶段 4（8 岁至 12 岁）：

1. 沙盘中出现了连贯的世界景象，而且通常伴随着单一的具体主题，它将简单的部分集合起来。物体通过有意义的关系集合起来，还包含了对称感（如一个假日的主题，但没有年龄较大的孩子和成人可能包括的复杂性和丰富性）。

2. 沙具完全摆在沙盘里，91%至100%的沙盘被利用。

3. 有目的地设置了沙具的朝向，重视比例和位置。

4. 保留了一些戏剧性的游戏，通常以沙具之间的合作为中心。

5. 增加了分类的复杂性，例如，人类居住的区域被清楚地描绘出来。

6. 出现了一些简单的由沙子组成的结构，尽管沙子一般并没有被触摸过。

7. 边界要么通过沙具来明确表示，要么根本没有出现区分边界的沙具。

阶段5（13岁至18岁）：

1. 沙盘中形成了现实的和象征的世界，其特点是：（1）一个主题，涵盖了复杂的部分，这些复杂的部分没有完全整合起来；（2）抽象的主题，把看上去毫无联系的沙具统合在一起；（3）单一清晰的主题，其中各部分表现出相互依赖和整合。

2. 沙具全部摆放在沙盘之内，91%至100%的沙盘空间得到了利用。

3. 沙具明显地表现出有目的的朝向——沙具的放置有变化（例如，被放置成坐着或者倾斜的姿态，从而增加生动性），并且使用横跨水面的桥梁。

4. 没有采用戏剧性的游戏；一组沙具以创造性的方式复杂地组织起来，从而表现戏剧性的活动。

5. 展示出人类社群活动的沙具被清楚地放置在一起，或者使用单个的、整合在一起的沙具。

6. 沙子被广泛用于创造陆地、水的形状和界限。

7. 通过组织良好的沙具群组创造出边界，这些群组形成了一个复杂的世界。

琼斯的研究还表明，男孩和女孩构造沙盘世界的基本过程是相似的，但是也有两点重要的例外。第一，男孩更少使用沙子，特别是在

7 岁到 13 岁之间的男孩，这一阶段正巧是同辈认同（peer identification）和开始发展操作性思维（operational thinking）的时期。琼斯认为，这一结果表明与母亲分离的过程对于男孩而言比女孩更困难，这一观点与卡尔夫（1980）的信念产生共鸣，卡尔夫认为用沙子来工作与"大地母亲"——本能的、自然的和阴性的领域有关。

第二个重要的发现是，男孩和女孩在戏剧性的游戏中如何使用缩微模型表现关系方面存在着明显的差异。男孩喜欢对抗的游戏，并且通过某种动态的风格（特别是处于阶段 2 和阶段 3 的男孩）来描绘这种对抗，而女孩则倾向于侧重合作的双向关系和家庭互动（特别是处于第三阶段早期的女孩）。与女孩相比，男孩创造的水域较少，而且男孩不创造岛屿。这种在游戏中体现的男性的进攻倾向与女性的亲密合作倾向的结果与艾里克森（1951）之前在儿童游戏建构中的发现是一致的。

琼斯得出结论，认为她的研究结果支持了皮亚杰和荣格的观点，即某种核心的组织原则决定着人类心灵的发展。

成人沙盘作品与 MMPI 得分的比较

丹克尔斯（Denkers，1985）研究的目的在于测查由琼斯发展的评分系统在测量成人沙盘作品时的评估和诊断能力。丹克尔斯用琼斯的量表分析了 74 张初始沙盘作品的照片幻灯片，被试主要是接受过大学教育的中产阶级白人，年龄为 18 岁到 50 岁（38 名男性和 36 名女性）。得出的分数与同一个被试在明尼苏达多项人格测验（MMPI）的临床量表上的分数进行比较。

结果表明，琼斯的评分系统是评估成人沙盘世界构造的有效诊断工具。她的结果有力地说明，沙盘游戏是测量男性和女性心理障碍的高度灵敏的晴雨表。她得到的一些相关结果包括：

1. 在 MMPI 的抑郁量表中得分较高的女性通过沙具分组创造边界的可能性较低（$p < 0.05$）。

2. 在 MMPI 的社会内向量表中得分较低的女性（也就是那些能自如进行社会合作和情绪表达的人）明显使用了更多的沙盘空间（$p < 0.05$）。丹克尔斯指出，使用沙盘空间的数量是心理健康的有效指标。

3. 在 MMPI 的社会内向量表中得分较高的女性倾向于使用不足 91％的沙盘空间（$p<0.05$）。

4. 在 MMPI 的精神病态量表中得分较高的女性更可能把沙具放置在彼此的后面，从而寻求保护或隐蔽（$p<0.05$）。

5. 与琼斯对男孩使用沙子情况的发现相反（在皮亚杰的阶段 2 到阶段 4），丹克尔斯发现成年男性对沙子的使用与成年女性并没有区别。在癔症量表中得分较高的男性容易忽略沙子（$p<0.05$）。

6. 在 MMPI 的社会内向量表中得分（$p<0.05$）较低的女性（社交外向的女性）能够在她们的沙盘世界中描述冲突。

7. 在 MMPI 的偏执量表中得分偏高的男性倾向于用沙盘世界来描述"隐含的合作"和"复杂的合作"，这体现了他们对于人际关系问题和社会交往中复杂的细微差别非常敏感。这些特点通常与具有这种人格特质的人们联系起来。

8. MMPI 的精神分裂症量表中得高分的男性在他们的沙盘中描述的"简单合作"明显较多（$p<0.05$），这揭示了精神分裂症的男性能够在他们的沙盘世界中描绘人物模型的合作关系，尽管是以一种简单的方式。

9. 男性在沙盘中描述"复杂联合"的关系显著少于女性（除了在 MMPI 的精神病态量表中得高分的男性）。

一些有趣的发现尽管在统计学上不显著，但可能与理解沙盘有关系，其中包括：

1. 与男性相比，女性更多地把沙具和水联系起来。由于水是无意识领域的象征，这一发现表明，女性可能找到了更被社会认可的途径去接近无意识领域。

2. 植物类沙具的缺乏可能对女性的心理困扰具有临床上的预测意义。

3. 女性倾向于在她们的沙盘世界中使用更多的沙具（包括动物、植物、自然元素），而男性更多地选择人物，尽管完全不使用人物的男性也比女性多。

丹克尔斯的研究结论如下："在沙盘游戏中建立的创造性表达的

世界是通过连贯的模式组织起来的……体现在每一个发展的阶段。"
（Denkers，1985：176）丹克尔斯坚信，沙盘游戏是能够诊断心理障碍
的出色工具，并且也是能够标注心理发展阶段的有效手段。

沙盘游戏对于引发想象游戏的效果

沃尔加尼等（Volcani et al.，1982）研究了两个有关心理治疗的
问题：沙盘游戏能够引发可以测量的想象行为吗？沙盘中的想象游戏
是否与父母对自己抚养儿童的行为的知觉有联系？研究者在城市中上
阶层的双亲家庭中选取了 10 名正常白人家庭的第一胎男孩（7 岁至 9
岁），并且用录像的方式把 10 名男孩在两周之内所做的三次沙盘记录
下来。此外，孩子的父母要完成两份有关他们对抚养孩子行为的知觉
的问卷［儿童抚养关系和实践调查表（Green，1975）和沙弗的《儿
童关于父母亲行为的报告调查表》（Schaeffer，1965；Armentrout &
Burger，1972）］。

沙盘游戏和父母的测试结果的对比显示，行为可以从 9 个维度进
行测量，分别是仁爱、满足、坚定、建设、支配、想象游戏的倾向
性、攻击性、依赖和服从。（攻击性是这些孩子最常见的特点，因此，
攻击行为并不必然是任何心理问题的指标。）他们的发现包括：

1. 仁爱（沙盘中任何表示友好的行为）与那些认为自己在照顾孩
子的过程中发挥了有效作用的父亲之间有正相关。

2. 那些对孩子持排斥态度的母亲，她们的男孩在沙盘作品中较少
表现出仁爱行为。

3. 那些报告说培养孩子自主性的母亲，她们的男孩在沙盘中表现
得更加坚定并具有支配性。

在讨论研究结果时，研究者认为，这些正常男孩的攻击性在沙盘
中的高发生率可以归结于以下几个因素：

1. 有证据表明，成年人允许儿童出现攻击性行为，可能增加其想
象的攻击性（Pintler，1946；Siegel，1957）。

2. 既然沙盘游戏触及无意识的深层，这种特殊的形式也就可能引
发一些原始的行为。

3. 随着没有解决的深层问题的爆发，强烈的无力感会出现，攻击性行为可以用于应对这种无力感。

研究者发现沙盘技术非常有助于引发儿童的想象游戏。他们的评分系统（涉及对沙盘结构、内容和过程的细节性分析）被证明具有高信度并适用于理解儿童的想象游戏。

精神病患者的沙盘游戏

卡普里奥（Caprio，1989）在一个短期精神病诊所开展了对 50 名成年患者的初始沙盘的研究，从而确定对患者进行沙盘游戏治疗的效果，并研究他们的沙盘作品的结构和内容，以发现患者的沙盘作品与其艺术作品的相似点和区别。参与研究的 50 位患者，包括 20 名男性（19 岁至 41 岁，多数为 25 岁左右）和 30 名女性（18 岁至 53 岁，大多集中在 30 多岁）。他们由混合人种组成，其中白人占多数（29 名），另外还有西班牙裔美国人（8 名）、非裔美国人（8 名）和亚裔美国人（5 名）。

卡普里奥最惊人的发现是这一组住院的患者在沙盘中并没有创造出非常奇特的意象。但是，只有五分之二的沙盘体现了趋中的特点。许多沙盘包含了描述希望主题的元素，占据优势的还有宗教主题，而且，户外环境的主题多于户内环境的主题，原型的主题多于日常人物的主题，野生动物多过驯养动物。沙盘明显缺少桥梁、围栏材料和武器，而且也很少提到疾病或医院。另一个有趣的发现是躁狂症患者的沙盘表现出过分的丰富，而抑郁症患者的沙盘则是空洞的、没有色彩的，且家具较少。慢性偏执型精神分裂症患者使用的人物较少。卡普里奥还发现，有相似诊断结果的患者，其沙盘和艺术作品之间具有相似性。但是，他们的沙盘比他们典型的艺术作品结构性更强一些。

通过揭示如下方面，沙盘为进一步治疗的方向提供了线索：

1. 没有用言语表达过的创伤经历。

2. 给治疗师从哪里开始修复工作提供暗示的发展的阻碍。

3. 力量的特定位置。

卡普里奥得出结论，认为对这些患者进行沙盘游戏治疗没有造成负面的影响；但是，挑选被试的过程排除了过于暴力和精神错乱的患者，因此，对于这两组特殊的精神病患者使用沙盘的效果还没有定论。

童年期受到虐待的男性的沙盘游戏

沙伊尔（Shaia，1991）对 16 个童年期被骚扰过的男性和 33 个没有被骚扰过的男性所做的初始沙盘进行了比较，以确定它们在内容和形式上是否有区别。两组人的平均年龄都是 33 岁；骚扰组的男性接受过 2.6 年的治疗，无骚扰组则是 1.7 年。

沙伊尔注意到，骚扰组的初始沙盘中包括了熊和狼，无骚扰组则没有（$p<0.05$）。此外，骚扰组在沙盘中使用的普通人的沙具要少一些（$p<0.05$），而且，骚扰组对身体部位模型和浴室物品的使用具有统计学意义上的显著性。

沙伊尔还发现，骚扰组的被试明显地较少接触沙子，但创造的圆圈更多（$p<0.05$）。他假设：不愿意接触沙子可能反映了患者对于沙盘游戏的焦虑，这可能暗示了界限的丧失和对被吞没的害怕，而包含一个或多个圆圈的沙盘可能意味着患者准备就绪，即将参与到沙盘游戏中。

沙盘游戏中的原型主题

桑杜（Sandu，1978）开展了一项研究，旨在考察在沙盘游戏中是否能够触及原型主题。桑杜使用了来自不同背景的 20 名女性（23 岁至 62 岁）的初始沙盘作品，试图确定沙盘游戏能否描述荣格所界定的原型主题。她发现，研究结果主要围绕五种主要的原型模式：女性成分、男性成分、道路（或旅程）、自性和数字（特别是 3 和 4）。桑杜的其他发现表明，把内在的原型意象以具体可视的方式表现出来，通常会产生一个新的思考角度，以及与自性的全新联系。她还坚定地认为："解释不如沙盘体验本身重要，而且这种体验能够独立存在，无需治疗师的扩充解释。"（Sandu，1978：97）桑杜的研究表明，沙盘游戏是一种可信的投射工具，通过它能够看到人类心灵的原型本质。

荣格学派取向的治疗师对沙盘游戏的使用

米勒（Miller，1982）考察了荣格学派取向的心理治疗师如何在理论概念层面把沙盘游戏用作针对成人的治疗工具，以及他们在使用沙盘游戏时在程序或技术方面的特征（涉及的材料、对技术的管理和治疗的方法）。9 名治疗师（3 名男性和 6 名女性）被选作接受访谈者或被试（一个非随机样本）。每个人至少都有一年采用沙盘游戏对成人进行治疗的经历。米勒运用半结构化的、面对面的访谈，集中研究了几个问题。

接受访谈的治疗师承认，与以前文献已经报告的相比，治疗师在成人完成沙盘的时候扮演了更为积极的角色。因为急于探索和理解沙盘作品，治疗师会问一些问题，并尝试发现能够从沙盘图中理解到的个人意义或解释。他们强调采取灵活的和创造性的方式来介绍沙盘的重要性，他们根据特定来访者的发展水平和个人需要来介绍沙盘（从而避免用标准化的程序介绍沙盘）。有趣的是，治疗师并不总是使用沙盘游戏，只是将其作为几种治疗方法之一，因为他们注意到，沙盘的价值主要取决于个体是否愿意探索无意识，并对无意识持开放的态度。他们一致认为，不应该排斥任何个体参与沙盘游戏，尽管有些来访者会表现出很大的阻抗。但是，他们也建议，对处于剧烈发病期的成人精神分裂症患者和边缘性精神病患者不应使用沙盘游戏治疗。

结 论

从研究中获取的信息对临床工作者是非常有价值的。到目前为止，这类研究是分散的，难以全面把握。本章尝试整理和概括 1970 年以来所开展的实证研究。尽管研究的结果还不确定，而且将这些结果应用于个案时需要小心谨慎，但是，关于年龄和性别差异、空间和沙具的使用以及对沙盘的评价等方面，都可以得出一些初步结论。

年龄和性别差异

儿童的年龄影响其在特定的空间内如何组织沙具（Kamp &
Kessler，1970）。同时，心理年龄也影响儿童如何使用沙具，但是，
心理年龄的影响程度比不上生理年龄（Kamp & Kessler，1970）。孩
子的沙盘世界随着年龄的增长而变得更加复杂，与皮亚杰的发展阶段理
论相一致（Jones，1986）。沙盘游戏对于 7 岁至 9 岁的儿童来说，能够
有效激发想象游戏（Volcani，Stollak，Ferguson & Benedict，1982）。

研究者发现了男孩和女孩所创作的沙盘图之间的明显区别。女孩
使用的沙具比男孩使用的沙具范围更广（Kamp & Kessler，1970）。
在沙盘中操作沙子的男孩相对较少，特别是介于 7 岁至 13 岁的男孩
更少（Jones，1986）。在使用沙子方面，成年男子与成年女子没有区
别（Denkers，1985），而那些在童年期受到骚扰的男性除外，他们倾
向于不接触沙子（Shaia，1991）。男孩在沙子中的游戏比女孩更具攻
击性，而女孩则倾向于使用沙具进行更加亲密合作的游戏（Jones，
1986）。成年女性比成年男性更多地在沙盘中对关系进行描述（Denk-
ers，1985）。男孩的攻击性游戏并不一定是心理问题的表征（Volca-
ni，Stollak，Ferguson & Benedict，1982）。一些女性在她们的沙盘
中描述了如下原型主题：女性成分、男性成分、旅程、自性和数字
（特别是 3 和 4）（Sandu，1978）。相似的研究还没有在男性中开展。

空间和沙具的使用

只使用一小部分的沙盘空间通常暗示了情绪困扰（Denkers，
1985；Kamp，Ambrosius & Zwaan，1986）。与正常儿童相比，情绪
困扰的儿童在较小的空间内使用较少的沙具和种类（包括较少的人物
和士兵）。大片区域被围栏围起来可能暗示了情绪适应不良（Kamp &
Kessler，1970；Kamp，Ambrosius & Zwaan，1986）。

对沙盘的评价

有经验的评判者能够区分正常儿童、正常青少年、行为不端的青
少年和情绪困扰儿童的沙盘（Fujii，1979）。评判者能够将同一个儿
童的初始沙盘和后来的沙盘进行匹配（Fujii，1979）。住院治疗的精

神病患者的沙盘作品并非十分怪异（Caprio，1989）。沙盘作品需要借助更多的信息进行评价（如果沙盘显得特别不寻常），比如使用沙具的种类（Caprio，1989；Shaia，1991）、沙具的放置（Denkers，1985）和沙具在沙盘中的组织（Jones，1986）。对于功能正常的成年人来说，他们在 MMPI 上的分数与沙盘作品似乎有一定的联系（Denkers，1985）。

除了本书已记录的发表的研究成果之外，许多其他的研究目前正在进行之中，它们通过沙盘去考察：想象、发展阶段和早期创伤的诊断（Berman，in press）。许多报告过的临床个案研究包括以下主题：初始沙盘（Avrech，in press）、沙盘中的出生意象（Shepherd，1992）、通过沙盘游戏描述的早期丧失和分离的含义（Friedman，1989；Burt，in press）、疏离和通过沙盘游戏对亲密关系的不断寻求（Matthews，1989）、对濒临死亡的儿童的死亡觉察意识的评估（Amatruda，1984）、年幼儿童对丧失父母的哀悼（Mantele，in press）、沙盘中的象征和意象［如向内运动的螺旋（Chambers，1990）、作为治愈意象的土堆（Reece，in press）、动物象征（Hedberg，in press）和精神意象（Caprio，in press）］。

针对特殊人群使用沙盘游戏

目前，人们对于发现特殊人群使用沙盘游戏的独特方式兴趣正浓。沙盘游戏治疗师最感兴趣的一些特殊人群包括：哀伤儿童（Mantele，in press）、濒临死亡的儿童（Amatruda，1984）、遭受性虐待的儿童（Allan & Lawton-Speert，1989；Grubbs，1991a，1991b）、耳聋儿童（Bowyer & Gilmour，1968；Gillies，1975）、情绪困扰的儿童和青少年（Carey，1990；Eide-Midtsand，1987；Gabriellini & Nissim，1988；Kiepenheuer，1990；Par，1990；Sullwold，1971）、学习困难儿童（Reed，1975）、成瘾的成人（Campell，in press），以及处于发育中的男孩（Signell，1981）。一些沙盘游戏治疗师将相似人群的沙盘作品进行比较，而其他治疗师则对某个个案进行深入研究。

日本的治疗师们特别强调有关特定人群的个案。大多数发表在合集《日本沙盘游戏治疗研究》和年刊《沙盘游戏治疗档案》上的个案会以某个明确的问题被归类。例如，抑郁症（Yamanaka，1982）、遗尿症（Kimura，1982）、精神分裂症（Takano，1982）、受虐待的孤独儿童（Takano，1988）和哮喘病（Toyoshima，1985）。

因为不可能回顾某一类别的所有文献，所以下文只提供一个代表性的样本。

母爱剥夺

米尔斯（Mills，1990）描述了在治愈的过程中，被剥夺母爱的儿童使用沙子和水的特殊方式。通过沙盘游戏，来访者的创伤被唤起和转化："沙子和水的混合……好像一直能使孩子宣泄恐惧和痛苦的回忆。"三个孩子的游戏实例说明了这个特殊人群表现出的仪式化的游戏类型。例如，米尔斯观察到：水总是被加到干沙中，反复冲洗自己和游戏室里的玩具的现象很常见。

性虐待

约翰·阿兰和萨拉·劳顿-斯皮尔特（John Allan & Sarah Law-ton-Speert，1989）讨论了沙子和水在治愈由于虐待造成的创伤和伤痛中所起的关键作用。在他们的文章《沙子和水对于治疗遭受深度虐待的学前男孩的作用》（"Sand and Water in the Treatment of a Pro-foundly Sexually Abused Preschool Boy"）中，他们说明了儿童在接受治疗过程中的普遍模式和阶段，并强调沙子和水在治疗一名遭受性虐待的四岁半男孩时的重要作用。这名儿童首先用沙盘游戏的环境作为表达创伤的背景，后来又作为净化和治愈的背景。当孩子渐渐成长并克服了早期的创伤后，他的沙盘作品中就有了沙具的使用和更加稳定的场景。

创伤后的应激

凯特·阿马特朗达（Kate Amatruda，1989）描述了她将沙盘游戏和脉轮疗法（Chakra Therapy）相结合对一名 7 岁的女孩所做的治疗，这名女孩曾目击了一场谋杀，正遭受创伤后应激障碍的痛苦。在她的文章《对创伤受害儿童的哀伤沙盘游戏治疗》（"Grief Sandplay Therapy with Child Truama Victims"）中，阿马特朗达说明了沙盘游戏中场景的发展和通过脉轮的能量的发展之间的联系。在她看来，沙盘游戏为创伤受害者提供了一个场所，在那里"沉默不言者可以找到声音，过于恐怖和可怕的事情也能够得到倾诉"。

沙盘游戏治疗在学校中的应用

最近十年，沙盘游戏技术已经被教师和学校心理咨询师引入学校。一些学校公开接受沙盘游戏技术，以辅助学业发展、心理成长、诊断和治疗干预。改进沙盘并在学校使用沙盘所带来的挑战和益处已经刊登在很多学校杂志和心理咨询杂志上（Allan & Berry，1987；Currant，1989；Vinturella & James，1987；Watson n. d.）。

与其他心理治疗技术相比，沙盘游戏技术更容易被学校系统接纳，因为教育工作者早已深刻地了解在沙中游戏能够促进儿童的身体、社交、情绪和学习能力的发展（McIntyre，1982；Frisby，1979）。在历史上，学前和小学的教育环境中，都有一处供小孩子玩沙且年幼的儿童经常光顾的地方。因此，沙子在教室和咨询室中占一席之地是很自然的。

沃森（Watson，n. d.）指出："教育工作者向孩子提供沙盘并不是在进行治疗，而仅仅是促进想象游戏。他不做出解释，也不提任何情绪上的要求。事实上，沙盘游戏中教师的任务就是观察。"（p. 2）。在观察时，教师把焦点集中在教育问题上，而不是情绪困扰上。沃森把沙盘游戏比作学校里的艺术活动，艺术活动并不被视为心理治疗。她还指出，由于沙盘游戏治疗的一个基本原则就是完成体验，不必作解释，所以沙盘作为激发学生学习潜能的手段就具有特别的吸引力。

作为一种附属工具，沙盘游戏技术很容易融入学校心理咨询工作者的理论框架当中。这是因为学校心理咨询工作者的训练通常是

沙盘游戏：过去、现在和未来

人本主义的，强调罗杰斯的无条件积极关注的观点。这种态度与沙盘游戏内在所固有的带着尊重的态度来见证相一致［卡尔夫（1980）本人反对进行解释］。此外，卡尔夫所强调的建立一个"自由和受保护的空间"与学校心理咨询师尝试建立一个"治疗空间"的想法类似。

　　荣格心理分析师以及英属哥伦比亚大学的小学咨询领域的教授约翰·阿兰，与派特·贝里（曾经是一名教师，现在是治疗师）一起，讨论了沙盘游戏的历史发展及其在学校中的应用（1987）。同许多沙盘游戏治疗师一样，阿兰和贝里界定了自己的过程阶段，这建立在他们对儿童沙盘中展开的戏剧的观察基础上。他们呈现了一个个案，说明了当沙盘中的戏剧展开时，儿童倾向于描绘混乱、斗争（有组织的战斗）以及解决方案，这一过程反复出现。他们指出，在学校及传统的治疗中使用沙盘游戏，能够释放受阻的能量，激发自我治愈的潜能。

　　在《沙盘游戏：一种儿童治疗的媒介》（"Sandplay：a therapeutic medium with children"）一文中，博士生露西·文图雷拉（Lucy Vinturella）和孟菲斯州立大学的咨询心理学教授理查德·詹姆斯（Richard James），对在学校背景下使用沙盘提出了一个折中的观点（1987）。在他们看来，沙盘游戏既可以作为诊断工具，也可以作为治疗干预手段。他们介绍了洛温菲尔德的观点，即作为一种游戏治疗的形式，沙盘游戏能够促进交流并且能够被各种理论取向的咨询师使用，并举例说明行为主义者、精神分析师、荣格学派分析师和格式塔治疗师如何使用这种技术。他们提醒沙盘游戏不能应用于有严重心理障碍的儿童。而且，根据他们的观点，咨询师不应该遵守固定的象征解释，因为每一个象征都可能会含有好几种主观意义，所有这些主观意义都必须予以尊重。相反，他们建议："治疗师可以使用以人为中心的技术，如重申内容和对感受进行反思，以证明和澄清沙盘图的意义……"(p. 232)

　　玛丽·诺耶斯（Mary Noyes）曾经是公立学校的一名教师，现在则是国际沙盘游戏治疗学会的成员，她介绍了运用沙盘游戏开展阅读教学的个人课堂体验（1981）。她的文章在几个方面是独特的。是教师本人在教室内开展一对一的沙盘游戏工作，而不是一名学校心理咨询师在教室之外对儿童开展治疗。而且，她的目标是在学习上和心理上两方面帮助孩子。诺耶斯描述了她在教室中的沙盘游戏环境，以及她如何组织儿童使用沙盘。她报告说沙盘游戏体验深化了和谐亲密的关系，提高了自尊，并且帮助解决了内在冲突。此外，她的学生在学期结束时阅读水平的提高程度高于两年前，那时她没有对同一所学校的类似孩子使用沙盘游戏。

辛西娅·贝尔泽（Cynthia Belzer）是一名特殊教育教师。她也设计和执行了一个项目：在一所公立小学通过对学生使用沙盘，以改善学生学习的接受能力（1991）。她的 11 名具有特殊学习需要的学生来自四、五、六年级，年龄在 10 岁至 13 岁之间。在她的教室里，她设置了一个半私密的区域，里面有两个沙盘和放置沙具的架子。对喜欢这项活动的孩子每周安排一次时间进行沙盘游戏。

贝尔泽报告说，学生更加集中精力、更加投身学习任务，这证明沙盘游戏改善了学生学习的接受能力。在创作了一个沙盘图之后，学生们表现出更加平静的情绪，压力更小，在课堂上也表现得更好。一项惊人的发现是，贝尔泽非常熟悉每一个孩子的风格和对沙具的特殊选择，所以不用确认孩子的身份就能够辨认出沙盘图是哪个孩子创作的。这个非正式的发现得到了藤井（1979）研究结果的支持，藤井发现沙盘游戏中的个人风格具有前后的一贯性。

贝尔泽还发现了一种与阿兰和贝里（1987）、卡尔夫（1980）所提出的相似的模式：初始沙盘混乱的场景，每个学生持续的时间不一；然后在混乱和争斗之间起伏波动；接着混乱的场景又出现。最终，一半的学生能够进入解决阶段。

贝尔泽得出结论：如果有足够的行政支持和心理学方面的指导及支持，以取得以上的积极结果，那么沙盘游戏在课堂上就具有重要的位置。在理想的环境下，如果沙盘游戏由一名经过训练的学校心理咨询师使用，那它的效果是最佳的。

当前的领导者

沙盘游戏治疗运动得到了国际沙盘游戏治疗学会的支持，学会由多拉·卡尔夫于 1985 年创建。为创建学会而奋斗的创立者包括：凯·布莱德威博士（美国加利福尼亚索萨利托）、葆拉·卡尔杜奇博士（Paola Carducci，意大利罗马）、樋口和彦（Kazuhiko Higuchi，日本京都）、多拉·卡尔夫（瑞士昭里康）、马丁·卡尔夫博士（瑞士昭里康）、河合隼雄教授（日本奈良）、卡斯帕尔·基彭霍伊尔博士（瑞士苏黎世）、乔妮塔·拉尔森博士（Chonita Larsen，美国夏威夷火奴鲁鲁）、西格里德·洛温-赛费特（Sigrid Lowen-Seifert，德国斯图加特）、安德烈娜·纳沃内博士（Andreina Navone，意大利罗马）、乔尔·赖斯-梅纽钦（Joel Ryce-Menuhin，英国伦敦）、温瑞布（美国纽约）、山田康裕（日本京都）。

所有有资质的治疗师都可以成为国际沙盘游戏治疗学会的成员，这建立在获得认证的基础上（Kalff，1988c）。20 世纪 80 年代，国际沙盘游戏治疗学会在全世界大约有 60 名成员。当时的主席河合隼雄和来自各代表国家或地区的代表委员会掌握着国际沙盘游戏治疗学会的领导权（Kalff，1988d）。

美国的国际沙盘游戏治疗学会成员同时还属于美国沙盘游戏治疗师协会（STA）。纽约的荣格心理分析师温瑞布和北加利福尼亚州的荣格心理分析师布莱德威博士是美国沙盘游戏治疗师协会发展过程中的强有力的领导人。目前，美国沙盘游戏治疗师协会由 4 名成员组成的理事会来管理。美国沙盘游戏治疗师协会的成员举办了许多讲习班，每两年举办一次会议，每年出版两期名为《沙盘游戏治疗杂志》的刊物。那些对沙盘游戏有兴趣并愿意支持协会的人可以获得预备会员资格。此外，美国还有许多定期碰面的地方性组织。其中，夏威夷、北加利福尼亚州、南加利福尼亚州以及明尼苏达州的小组特别活跃。在美国，一份广泛发行的季刊《沙盘游戏时事通讯》由邦尼·麦克林公司（Bonnie Mclean）出版，通讯——记录世界各地的会议、讲座、出版物和工作坊。

在美国之外，沙盘游戏的兴趣中心也出现在加拿大、英格兰、德国、意大利、日本和瑞士。目前，围绕着各国或地区的国际沙盘游戏治疗学会成员组成了很多团体，他们举办工作坊、研讨会和讲座。

一小群钟情于洛温菲尔德游戏王国技术方法的研究者仍然在使用这种技术。这些人中有很多还受到了约翰·胡德-威廉姆斯的影响，约翰·胡德-威廉姆斯接替玛格丽特·洛温菲尔德，成为儿童心理研究院的主任。在 20 世纪 70 到 80 年代，约翰·胡德-威廉姆斯走遍欧洲和美国，发表演讲。现在，曾经接受过玛格丽特·洛温菲尔德训练的北加利福尼亚州的治疗师及洛温菲尔德基金会的成员——罗伯特·罗伊登（Robert Royden），在继续传授这种经典的方法。

引用文献

Abel, C. (1985). "Fire: An image of transformation". Unpublished doctoral dissertation, International College, Los Angeles.

Adams, K.E. (1991). "Sandplay: A modern alchemical process." Unpublished master's thesis, Antioch University, Merritt Island, Florida.

Aite, P. (1978). "Ego and image: Some observations on the theme of 'Sandplay'." *Journal of Analytical Psychology* 23: 332–8.

Allan, J. and Berry, P. (1987). "Sandplay" (special issue: counseling with expressive arts). *Elementary School Guidance and Counseling* 21(4): 300–6.

Allan, J. and Lawton-Speert, S. (1989). "Sand and water in the treatment of a profoundly sexually abused preschool boy." *Association for Play Therapy Newsletter* 8(4): 2–3.

Amatruda, K. (1984). "Psychological interventions in physical illness – The Sandplay Test: Assessing a dying child's awareness of death." Unpublished paper for Saybrook Institute. Donated to the C.G. Jung Institute of San Francisco.

—— (1989). "Grief Sandplay therapy with child trauma victims: A psychospiritual somatic treatment model." *Archives of Sandplay Therapy* 2(1): 91–104.

—— (1991, September). "Psyche, soul and body: All the elements." Paper presented at the *Earth, Air, Water, Fire: Transformation in the Sand* Conference, sponsored by the San Francisco C.G. Jung Institute. (Audiotape.)

Ammann, R. (1991). *Healing and Transformation in Sandplay: Creative Processes become Visible.* (W.P. Rainer, trans.) La Salle, IL: Open Court Publishing. Originally published in German as *Heilende Bilder der Seele.*

沙盘游戏：过去、现在和未来

Aoki, S. (1981). "The retest reliability of the Sandplay technique" (2nd report). *British Journal of Projective Psychology and Personality* 26(2): 25–33.

Armentrout, J. and Burger, C. (1972). "Factor analysis of college students' recall of parental child-rearing behaviors." *Journal of Genetic Psychology* 122: 155–61.

Avrech, G. (in press). "Initial sand trays: Clues to the psyche." In B. Caprio (ed.) *Sandplay: Coming of Age.* Paper presented at the Los Angeles Sandplay Association 1991 Conference.

Baldridge, A.E. (1990). "In a grain of sand." *Northern California Sandplay Society Newsletter* Fall: 3–8.

Belzer, C.A. (1991). "The effects of sandplay in a classroom setting with children identified as learning disabled." Unpublished master's thesis, Pacific Oaks College, Pasadena, CA.

Berman, B. (in preparation). "Diagnosis of early trauma." Doctoral dissertation.

Berry, P. (1989). "The nitty gritty of sand." *Association for Play Therapy Newsletter* 8(4): 4–6.

Bowyer, L.R. (1970). *The Lowenfeld World Technique.* Oxford: Pergamon Press.

Bowyer, L.R. and Gilmour, R. (1968). "Interpersonal communication of deaf children using the Village Test." In A. Friedemann, H. Phillipson, B. Scott and C. Williams (eds) *Rorschach Proceedings: VIIth International Congress of Rorschach and Other Projective Techniques, London*: 315–18. Bern: Hans Huber Publishers.

Bradway, K. (1979a). "Sandplay in psychotherapy." *Art Psychotherapy* 6(2): 85–93.

—— (1979b). "Initial and final Sandplay worlds of married non-career and unmarried career women in analysis." *Professional Reports* 6: 35–41. San Francisco: C.G. Jung Institute. Presented (March, 1979) at the Joint Conference, United States Societies of Jungian Analysts, Asilomar, CA.

—— (1981a). "Developmental stages in children's sand worlds." In K. Bradway *et al.* (eds) *Sandplay Studies: Origins, Theory and Practice*: 93–100. San Francisco: C.G. Jung Institute.

—— (1981b). "A woman's individuation through Sandplay." In K. Bradway *et al.* (eds) *Sandplay Studies: Origins, Theory, and Practice*: 133–56. San Francisco: C.G. Jung Institute.

—— (1985). *Sandplay Bridges and the Transcendent Function.* San Francisco: C.G. Jung Institute.

—— (1987). "Sandplay: What makes it work?" (workshop). In M.A. Mattoon (ed.) *The archetype of shadow in a split world: Proceedings of the Tenth International Congress for Analytical Psychology, Berlin, 1986*: 409–14. Einsiedeln, Switzerland: Daimon Verlag.

—— (1991). "Transference and countertransference in Sandplay therapy." *Journal of Sandplay Therapy* 1(1): 25–43.

—— (1992). "Sun and moon in Sandplay." *Journal of Sandplay Therapy* 1(2): 47–9.

Bradway, K., Signell, K.A., Spare, G.H., Stewart, C.T., Stewart, L.H. and Thompson, C. (1981). *Sandplay Studies: Origins, Theory and Practice.* San Francisco: C.G. Jung Institute.

Bühler, C. (1951a). "The World Test: A projective technique." *Journal of Child Psychiatry* 2: 4–23.

—— (1951b). "The World Test: Manual of directions." *Journal of Child Psychiatry* 2: 69–81.

Burt, J.C. (1991). "Sandplay therapy: A bridge from boyhood to adolescence." Unpublished master's thesis, Pacific Oaks College, Pasadena, CA.

—— (in press). "Early loss and abandonment issues as revealed in adults' Sandplay." In B. Caprio (ed.) *Sandplay: Coming of Age.* Paper presented at the Los Angeles Sandplay Association 1991 Conference.

Campbell, F. (in press). "Transformation in the sand: From addiction to recovery." In B. Caprio (ed.) *Sandplay: Coming of Age*. Paper presented at the Los Angeles Sandplay Association 1991 Conference.

Capitolo, M. (1992). "The dark goddesses: An encounter with the dark feminine." *Journal of Sandplay Therapy* 1(2): 59–69.

Caprio, B. (1989). "The sand tray: An art therapy perspective." Unpublished master's thesis, Loyola-Marymount University, Los Angeles, CA.

—— (in press). "Spiritual imagery in Sandplay." In B. Caprio (ed.) *Sandplay: Coming of Age*. Paper presented at the Los Angeles Sandplay Association 1991 Conference. (Videotape.)

Carey, L. (1990). "Sandplay therapy with a troubled child." *The Arts in Psychotherapy* 17: 197–209.

Carmody, J.B. (1985). "Self-restoration and initiation in analytical child therapy: Observations on Sandplay." *Dissertation Abstracts International* 45(8-B): 2681.

Chambers, L. (1990). "The in-turning spiral: The path to the healing of the feminine." *Northern California Sandplay Society Newsletter* Fall: 1–2.

Crable, P.G. (1976). "Women and self: An initial investigation of the feminine essence using Sandplay." (Doctoral dissertation, United States International University, 1976.) *Dissertation Abstracts International* 37(3-B): 1483-B. (University Microfilms No. 76–19751.)

Cunningham, L. (1991, September). "Fire." Paper presented at the *Earth, Air, Fire, Water: Transformation in the Sand* Conference, sponsored by the San Francisco C.G. Jung Institute. (Audiotape.)

Currant, N. (1989). "Room to breathe." *The American Journal of Art Therapy* 27: 80–6.

Denkers, G.C. (1985). "An investigation of the diagnostic potential of Sandplay utilizing Linn Jones' Developmental Scoring System." Unpublished doctoral dissertation, Psychological Studies Institute, Pacific Grove Graduate School of Professional Psychology, Berkeley, CA.

Dundas, E. (1978). *Symbols Come Alive in the Sand*. Aptos, CA: Aptos Press.

Eide-Midtsand, N. (1987). "Struggles with the 'other one': The reconciliation of a pre-adolescent boy with his masculinity." *Journal of Analytical Psychology* 32: 157–71.

Erikson, E.H. (1951). "Sex differences in the play configurations of pre-adolescents." *American Journal of Orthopsychiatry* 21: 667–92.

—— (1963). *Childhood and Society*. New York: Norton.

Friedman, H.S. (1987). "Los Angeles Sandplay Associations" (Notes of Seminar). Los Angeles: Mitchell.

—— (1989). "Images of childhood loss." Unpublished paper presented at the Analytical Psychology Club Lecture Series, Los Angeles, CA. (Audiotape.) Available from the C.G. Jung Institute, Los Angeles, CA.

—— (1991). "Heritage rediscovered: A journey through the five elements." Unpublished paper presented at the *Earth, Air, Fire, Water: Transformation in the Sand* Conference, San Francisco, CA. (Audiotape.) Available from the C.G. Jung Institute, San Francisco, CA.

Frisby, D. (1979). *Resource Materials for the Creative Curriculum*. Washington, D.C.: Creative Associates, Inc.

Fujii, S. (1979) (a.k.a. Aoki, S.). "Retest reliability of the Sandplay technique (lst report)." *British Journal of Projective Psychology and Personality Study* 24: 21–5.

Furth, G. (1988). *The Secret World of Drawings*. Boston: Sigo Press.

Gabriellini, G. and Nissim, S. (1988). "Sand play therapy with a psychotic child." In M. Sidoli and M. Davies (eds) *Jungian Child Psychotherapy: Individuation in Childhood*: 221–30. London: Karnac Books.

沙盘游戏：过去、现在和未来

Gillies, J. (1975). "Personality and adjustment in deaf children." *British Journal of Projective Psychology and Personality Study* 20(1): 33–4.

Gradwell, L.E. (1992). "The mermaid." *Journal of Sandplay Therapy* 1(2): 93–100.

Green, R.J. (1975). "Child-rearing attitudes and perception of children's behavior across two generations in families." Unpublished doctoral dissertation, Michigan State University.

Grubbs, G.A. (1991a). "A categorical and comparative analysis of the Sandplay process of abused and nonabused children." Unpublished doctoral dissertation, California Graduate School of Family Psychology.

—— (1991b). "A categorical and comparative analysis of the Sandplay process of abused and nonabused children." *Northern California Sandplay Society Newsletter*, Fall: 1–2.

Hedberg, T.M. (1988). "Respect for the animal kingdom: A Jungian approach." Unpublished doctoral dissertation, Sierra University, Costa Mesa, CA.

Hegeman, G. (1992). "The Sandplay collection." *Journal of Sandplay Therapy* 1(2): 101–6.

Jackson, B. (1991). "Before reaching for the symbols dictionary." *Journal of Sandplay Therapy* 1(1): 55–8.

Jones, L.E. (1986). "The development of structure in the world of expression: A cognitive-developmental analysis of children's 'sand worlds'." Unpublished doctoral dissertation, Pacific Graduate School of Psychology, Menlo Park, CA. (University Microfilms No. 83–03178.)

Jung, C.G. (1953). *Psychology and Alchemy*. (R.F.C. Hull, trans.). New York: Pantheon Books. (Originally published [1944] in German as: *Psychologie und Alchemie*. Zürich: Rascher Verlag.)

—— (1961). "Freud and psychoanalysis." *Collected Works, IV*. Princeton: Princeton University Press.

Kahn, J. (1989). *The Use of the Sandtray in Psychotherapy with Children and their Parents*. Petaluma, CA: Playrooms.

Kalff, D. (1979). "Sandplay: Mirror of the child's psyche." (Audiotape.) Los Angeles: C.G. Jung Institute.

—— (1980). *Sandplay: A Psychotherapeutic Approach to the Psyche* (W. Ackerman, trans.). Santa Monica: Sigo Press. (Originally published [1966] in German as *Sandspiel*. Zürich: Rascher.) (First published [1971] in English as *Sandplay: Mirror of a Child's Psyche*. [H. Kirsch, trans.]. San Francisco: Browser Press.)

—— (1983). Foreword in Weinrib, E.L., *Images of the Self: The Sandplay Therapy Process*. Boston: Sigo Press.

—— (1987). "Sandplay with Dora Kalff." (Notes of seminar.) Carmel, CA: University of California at Santa Cruz.

—— (1988a). "Beyond the shadow." *Archives of Sandplay Therapy* 1: 87–97.

—— (1988b). "Sandplay in Switzerland." (Notes of seminar.) Zürich: University of California at Santa Cruz.

—— (1988c). "Guidelines for training for becoming a Sandplay therapist." In D. Kalff, *International Society for Sandplay Therapy*. Zollikon, Switzerland: D. Kalff.

—— (1988d). "Articles of the International Society for Sandplay Therapy." In D. Kalff, *International Society for Sandplay Therapy*. Zollikon, Switzerland: D. Kalff.

—— (1991). "Introduction to Sandplay therapy." *Journal of Sandplay Therapy* 1(1): 7–15. Originally published in German by Kalff (1978) as "Eine kurze Einführung in die Sandspieltherapie." *Praxis der Psychotherapie* 23: 269–73. Heidelberg: Springer-Verlag. Translated into English by Kalff (1986) and presented to the International Society for Sandplay Therapy (July, 1988).

Kamp, L.N.J., Ambrosius, A.M. and Zwaan, E.J. (1986). "The World Test: pathological traits in the arrangement of miniature toys." *Acta Psychiatrica Belgica* 86(3): 208–19.

Kamp, L.N.J. and Kessler, E.G. (1970). "The World Test: Developmental aspects of a play technique." *Journal of Child Psychology and Psychiatry* 11: 81–108. Reprinted (1971) in French as "Test du Monde: Aspects développementaux d'une technique de jeu." *Revue de Neuropsychiatrie Infantile* 19(6): 295–322.

Kawai, H. (1985). "Introduction: On transference in Sandplay therapy." In H. Kawai and Y. Yamanaka (eds) *Studies of Sandplay Therapy in Japan* II: iii–xi. Tokyo: Seishin-Shoboh.

—— (1992). "Sandplay and relation." Unpublished paper presented at *Sand, Psyche and Symbol* Conference, San Rafael, CA.

Kiepenheuer, K. (1990). *Crossing the Bridge* (K.R. Schneider, trans.). La Salle, IL: Open Court. Originally published in German as *Geh über die Brücke*.

—— (1991). "The witch's house: A free and protected place for 'bewitched' children." *Journal of Sandplay Therapy* 1(1): 45–7.

Kimura, H. (1982). "Enuresis nocturna, 11-year-old girl." In H. Kawai and Y. Yamanaka (eds) *Studies of Sandplay Therapy in Japan* I: 86–106. Commentator: A. Miki. Tokyo: Seishin-Shoboh.

Lowenfeld, M. (1939). "The World pictures of children: A method of recording and studying them." *British Journal of Medical Psychology* 18 (pt.1): 65–101. Presented to the Medical Section of the British Psychological Society, March, 1938. Reprinted (1988) in C. Urwin and J. Hood-Williams, *Child Psychotherapy, War and the Normal Child*: 265–309. London: Free Association Books.

—— (1979). *The World Technique*. London: George Allen & Unwin.

McIntyre, M. (1982). "Discovery through Sandplay." *Science and Children* 19(6): 36–7.

Maclay, D.T. (1970). *Treatment for Children: The Work of a Child Guidance Clinic*. New York: Science House.

McNally, S.P. (1984). "Sandplay: A sourcebook for psychotherapists." Unpublished manuscript.

Mantele, O. (in press). "A child's grief process through Sandplay." In B. Caprio (ed.) *Sandplay: Coming of Age*. Paper presented at the Los Angeles Sandplay Association 1991 Conference.

Matthews, M.A. (1989). *Alienation and the Continuing Search for Intimacy*. (Audiotape.) Available from the C.G. Jung Institute, Los Angeles, CA.

Miller, C. and Boe, J. (1990). "Tears into diamonds: Transformation of child psychic trauma through Sandplay and storytelling." *The Arts in Psychotherapy* 17: 247–57.

Miller, R.R. (1982). "Investigation of a psychotherapeutic tool for adults: The sand tray." Doctoral dissertation, California School of Professional Psychology, Fresno. *Dissertation Abstracts International* 43(1-B): 257. (University Microfilms No. 82–07557).

Millikan, F. (1992). "Hestia: Goddess of hearth and fire." *Journal of Sandplay Therapy* 1(2): 71–91.

Mills, B. (1990). "The therapeutic use of sand and water play with maternally deprived preschool children." *Association for Play Therapy Newsletter* 9(1): 1–4.

Mitchell, R.R. (1987). "Overview of the Sandplay technique." *Western ACES Newsletter* 25: 5–6.

Neumann, E. (1973). *The Child*. New York: G.P. Putnam's Sons.

Noyes, M. (1981). "Sandplay imagery: An aid to teaching reading." *Academic Therapy* 17(2): 231–7.

Par, M.A. (1990). "Sand and water play: A case study." *Association for Play Therapy Newsletter* 9(1): 4–6.

沙盘游戏：过去、现在和未来

Pickford, R. (1975). "Expression of thoughts by means of the Lowenfeld sand tray 'World' material." In I. Jakab (ed.) *Transcultural Aspects of Psychiatric Art*: 188–92. Basel, Switzerland: Karger.

Pintler, H.H., Phillips, R. and Sears, R.R. (1946). "Sex differences in the projective doll play of preschool children." *Journal of Psychology* 21: 73–80.

Reece, S.T. (in press). "Symbolic expression in Sandplay: The mound as healing image." In B. Caprio (ed.) *Sandplay: Coming of Age*. Paper presented at the Los Angeles Sandplay Association 1991 Conference.

Reed, J.P. (1975). *Sand Magic Experience in Miniatures: A Non-verbal Therapy for Children*. Albuquerque: JPR Press.

—— (1980). *Emergence: Essays on the Process of Individuation through Sand Tray Therapy, Art Forms and Dreams*. Nehalem, OR: self-published.

Rhinehart, L. and Engelhorn, P. (1986). "The sand tray dialog: The sand tray as an adjunctive tool." Seminar presented at the Annual Conference of the American Association of Art Therapy, Los Angeles, CA.

Ryce-Menuhin, J. (1992). *Jungian Sandplay: The Wonderful Therapy*. London: Routledge.

Samuels, A. (1986). *A Critical Dictionary of Jungian Analysis*. London: Routledge & Kegan Paul.

Sandu, M. (1978). "Feminine psyche: An initial investigation of archetypal constellations as projected in Sandplay." Unpublished master's thesis, United States International University.

Schaeffer, E. (1965). "Children's reports of parental behavior: an inventory." *Child Development* 36: 413–24.

Shaia, A. (1991). "Images in the sand: The initial sand worlds of men molested as children." Unpublished doctoral dissertation, California Institute of Integral Studies, San Francisco, CA.

Shepherd, S.T. (1992). "The birth of the dark child." *Journal of Sandplay Therapy* 1(2): 51–7.

Siegel, A.E. (1957). "Aggressive behavior of young children in the absence of an adult." *Child Development* 26: 371–6.

Signell, K.A. (1981). "The Sandplay process in a man's development: The use of Sandplay with men." In K. Bradway *et al.* (eds) *Sandplay Studies: Origins, Theory and Practice*: 101–31. San Francisco: C.G. Jung Institute. Republished (1990) Boston: Sigo Press.

Spare, G.H. (1981). "Are there any rules? (Musings of a peripatetic Sandplayer)." In K. Bradway *et al.* (eds) *Sandplay Studies: Origins, Theory and Practice*: 195–208. San Francisco: C.G. Jung Institute. Republished (1990) Boston: Sigo Press.

Stewart, C.T. (1981). "The developmental psychology of Sandplay." In K. Bradway *et al.* (eds) *Sandplay Studies: Origins, Theory and Practice*: 39–92. San Francisco: C.G. Jung Institute. Republished (1990) Boston: Sigo Press.

Stewart, L.H. (1977). "Sandplay therapy: Jungian technique." In B. B. Wolman (ed.) *International Encyclopedia of Psychiatry, Psychology, Psychoanalysis, and Neurology* 6: 9–11. New York: Aesculapium.

—— (1981). "Play and Sandplay." In K. Bradway *et al.* (eds) *Sandplay Studies: Origins, Theory and Practice*: 21–37. San Francisco: C.G. Jung Institute. Republished (1990) Boston: Sigo Press.

—— (1982). "Sandplay and Jungian analysis." In M. Stein (ed.) *Jungian Analysis*: 204–18. La Salle, IL: Open Court.

Sullwold, E. (1971). "Eagle eye." In H. Kirsch (ed.) *The Well-tended Tree*: 235–52. New York: G.P. Putnam's Sons.

—— (1977). "Jungian child therapy." In B. Wolman (ed.) *International Encyclopedia*

第
八
章

当
前
趋
势

of Psychiatry, Psychology, Psychoanalysis, and Neurology 6: 242–6. New York: Aesculapium.

—— (1982). "Treatment of children in analytical psychology." In M. Stein (ed.) *Jungian Analysis*: 235–55. La Sall, IL: Open Court.

Takano, S. (1982). "Schizophrenia, 21-year-old male." In H. Kawai and Y. Yamanaka (eds) *Studies of Sandplay Therapy in Japan* I: 164–84. Commentator: H. Nakai. Tokyo: Seishin-Shoboh.

—— (1988). "On the process of Sandplay therapy of the case of a battered isolated child." *Archives of Sandplay Therapy* 1 (1): 47–60.

Tatum, J. (1991). "Water." Unpublished paper presented at the *Earth, Air, Fire, Water: Transformation in the Sand* Conference, San Francisco, CA.

Thompson, C.W. (1981). "Variations on a theme by Lowenfeld: Sandplay in focus." In K. Bradway *et al.* (eds) *Sandplay Studies: Origins, Theory and Practice*: 5–20. San Francisco: C.G. Jung Institute. Republished (1990) Boston: Sigo Press.

Toyoshima, K. (1985). "Asthma as an attachment disorder, 8-year-old male." In H. Kawai and Y. Yamanaka (eds) *Studies of Sandplay Therapy in Japan* 11: 31–52. Commentator: H. Kohno. Tokyo: Seishin-Shoboh.

Urwin, C. and Hood-Williams, J. (1988). *Child Psychotherapy, War and the Normal Child*. London: Free Association Books.

Vinturella, L. and James, R. (1987). "Sandplay: A therapeutic medium with children." *Elementary School Guidance and Counseling* 21(3): 229–38.

Volcani, Y., Stollak, G., Ferguson, L. and Benedict, H. (1982). "Sandtray play: Children's fantasy play and parental caregiving perceptions." Paper presented at the Annual Meeting of the American Psychological Association (90th). Washington, DC.

Watson, M. (undated). "Sandtray in education." Unpublished paper, San Francisco, CA.

Weinrib, E.L. (1983a). *Images of the Self: The Sandplay Therapy Process*. Boston: Sigo Press.

—— (1983b). "On delayed interpretation in Sandplay therapy." In *Arms of the Windmill*: 119–29. New York: C.G. Jung Foundation.

—— (1987). "Sandplay: The shadow and the cross." In M.A. Mattoon (ed.) *The archetype of shadow in a split world: Proceedings of the Tenth International Congress for Analytical Psychology, Berlin, 1986*: 415–529. Einsiedeln, Switzerland: Daimon Verlag.

—— (1989). Sandplay Workshop. (Notes.) Phoenix: Friends of C.G. Jung.

—— (1991). "Diagram of the psyche." *Journal of Sandplay Therapy* 1(1): 48–53.

Winnicott, D.W. (1975). "Transitional objects and transitional phenomena." In D.W. Winnicott, *Pediatrics to Psychoanalysis*. New York: Basic Books, Incorporated.

Yamanaka, Y. (1982). "Depressive hypochondriasis, 72-year-old female." In H. Kawai and Y. Yamanaka (eds) *Studies of Sandplay Therapy in Japan* 1: 205–22. Tokyo: Seishin-Shoboh.

Zeller, D. (1979). "The sand tray." Unpublished master's thesis, California State University, Sonoma.

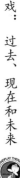

沙盘游戏：过去、现在和未来

第九章　沙盘游戏的未来

我们坚信，了解沙盘游戏技术的过去和现状将有助于有意识地选择沙盘游戏的未来方向。在本章我们确定了正在出现的问题及其启示，我们希望能指明一条可行的前进道路，推动沙盘游戏疗法在 21 世纪的发展。

未来面临的问题

在确定一条清晰的途径以前，几个核心问题仍需要思考：实证研究在未来的沙盘游戏中将起怎样的作用？沙盘应被用作诊断工具还是临床技术？除了沙盘图外，为了进一步推动心理的整合，还有什么其他要素需要考虑？如何更好地将沙盘结合到临床实践中？在什么设置中、什么条件下，针对什么类型的来访者可以使用沙盘？当前国际沙盘游戏治疗学会的组织结构能满足对沙盘游戏感兴趣的治疗师的培训需求吗？关于有效培训，未来的挑战是什么？这些问题和关注点将在本章中进行讨论。

实证研究在未来的沙盘游戏中将起怎样的作用

为了充分回答这个问题，有必要重述过去的研究在沙盘游戏中的作用。洛温菲尔德作为儿科医生和研究者所受到的训练，使她非常熟悉沙盘游戏研究的方法（Lowenfeld，1927，1928）。其他人，包括布勒，也认识到沙盘用于研究目的的潜力。实际上，正是这种对于研究的共同兴趣，才使洛温菲尔德和布勒最初走到一起。最终，布勒以洛温菲尔德在沙盘中观察到的模式为基础，发展了她的情绪困扰"标志"。具有讽刺意味的是，若干年后这两位女性有了一个理论上的争执：沙盘是应当主要作为诊断和研究工具（布勒的观点），还是主要用作治疗工具（洛温菲尔德的立场）？洛温菲尔德担心布勒的诊断工作会与她的临床工作混为一谈。多拉·卡尔夫也从沙中看到了模式。但她偏爱用自己的直觉能力而不是研究方法去探索和理解这些模式。她并不欣赏科学的、理性的方法。

今天，直觉的和理性的两极对立的历史争论依然存在。一部分人认为，科学的研究方法会使治疗的环境变得僵化，并阻碍沙盘游戏唤醒无意识过程的天然功能；其他人日益把研究视为使沙盘游戏疗法合法融入主流心理学及更好地理解心灵的模式的途径，因为心灵的模式会在沙盘中呈现出来。有趣的是，应当看到，当前人们对沙盘游戏研究的兴趣更浓了，这或许预示着在直觉的方法和理性的方法之间已初步架起一座桥梁。问题由此变为：什么类型的沙盘游戏研究是必要的，如何把它整合到当今的知识体系当中？随着沙盘游戏的研究基础更加牢固，更多的研究计划和以沙盘为研究对象的专业学位论文将会出现。

在历史上，通过对一些个案的分析和研究，以及几个测试过少数人群的沙盘的研究（见第八章），沙盘游戏治疗的效果已经得到了证明。现在，需要更大的、更全面的研究以确定沙盘游戏作为治疗方法的有效性。有几种类型的研究尤其值得推荐。需要对历史上的研究发现进行重复性研究（replication studies），以确定那些发现在今天是否仍然适用。在处理以下问题时结果研究（outcome studies）非常重要：在什么样的设置中（研究机构、学校、医院、婚姻咨询、团体工作、个人从业）可以使用沙盘游戏？在治疗过程的什么阶段引进沙盘游戏？沙盘游戏治疗针对的是何种类型的来访者？沙盘游戏对何种类型的来访者最有效？处理沙盘游戏的过程研究（process studies），可以考察以下问题：

1. 除了"自由和受保护的空间"外，沙盘游戏的设置中还有没有其他关键的、可确认的条件能够促进转变？

2. 治疗环境（治疗师坐在何处，沙盘放在何处，沙具如何摆放在架子上）的改变会影响治疗的结果吗？

3. 采用四象限理论来理解沙盘是正确的吗？

4. 来访者的特征（年龄、性别、民族背景、教育水平）是怎样影响沙盘的创作的？

5. 非临床人群的沙盘和临床群体的沙盘有何区别？

6. 可以根据沙盘中的模式确定或预测原型因素吗？例如，男孩的沙盘游戏过程与女孩有何不同？有典型的沙盘模式代表不同的发展阶段吗？

7. 在沙盘游戏的过程里，使用特定的象征有什么意义？

8. 特定象征的摆放会影响对沙盘的理解吗？

9. 治疗师言语上或身体上的干预对即时的沙盘创作和最终的治疗结果有什么影响？

10. 移情和反移情对沙盘作品有什么影响？

11. 在来访者使用沙盘的治疗过程中，有跨文化的差异吗？

捐赠给位于瑞士苏黎世的多拉·卡尔夫国际沙盘游戏治疗学会档案馆的个案研究，对那些希望从事沙盘研究的人来说是非常丰富的资源。

在过去的 20 年中，沙盘游戏治疗的普及性一直在稳定地增长。但是，只有被接纳到主流的心理治疗方法当中，沙盘游戏才能继续繁荣下去。这种接纳多半是由于沙盘游戏被视为有助于治疗过程，能提供一条独特的通向无意识的途径，有充足的研究基础来支持其有效性，以及很容易与言语治疗相结合，等等。如果没有这些基础，这一极具价值的技术很可能会被一小群高深莫测的、专业兴趣极浓的专业人员所专有。在保护多拉·卡尔夫对沙盘游戏所持的基本观点的同时，更重要的是保持一种开放的态度，使沙盘游戏治疗技术有新的拓展。

未来的研究应在沙盘游戏已经建立的研究基础上来进行。未来的研究目标应该是扩展沙盘游戏治疗方法背后的知识基础，以及推动解决在其发端伊始就处在二元对立状态的治疗方法和沙盘游戏技术的直觉与理性之争。在历史上，沙盘游戏方法就反映了其创立者们的人格类型：一些方法是直觉的和充满灵性的，另外一些是理论导向的，还有一些强调实证和科学。令人满怀希望的是，整合所有这些观点的时机已经来到。

沙盘应被用作诊断工具还是临床技术

最初，洛温菲尔德发展出"游戏王国技术"是想将其作为临床技术以有助于沟通。十年之后的布勒，以及接下来的波尔加与费舍尔，将它改变为诊断工具，希望它拥有诊断心理病理的能力，且效度比得上罗夏墨迹测试和其他的心理投射技术。在他们工作的早期阶段，诊断和治疗的方法都开始在心理治疗的大家庭中找到了一席之地。后来，在 20 世纪 60 年代，当多拉·卡尔夫开始讲授她的象征方法时，她将重点转向沙盘在治疗上的应用。

在传统上，国际沙盘游戏治疗学会大力支持沙盘在心理治疗上的应用，而不是在诊断中的应用。这种态度反映了基本的荣格学派的视角，即认为心灵有能力去促进自身的完整性，而不是从医学模式的视角来看待心灵，即由外在的权威因为治疗的目的而给行为贴上标签。卡尔夫自己用来访者的初始沙盘帮她更好地理解治愈有可能发生的方向，但她没有用类似信息来诊断来访者的心理障碍。

当前已有几篇文章和学位论文考察了特定人群所做的沙盘类型，试图寻找能明确用于诊断的关联性（Grubbs, 1991; Shaia, 1991）。现在看来，在国际沙盘游戏治疗学会内部，越来越支持这种类型的研究。实际上，河合隼雄教授，国际沙盘游戏治疗学会前任会长，已经认可了对沙盘进行客观和主观评估的必要（personal communication, May 10, 1992）。

看起来，在未来，将会出现朝着使用诊断的或客观的方法论的方向改变的运动，来支持使用直觉的或主观的方法，从而为共同改善临床技术服务。但沙盘不太可能被用于贴标签的目的（作为成套测试的一部分），也不可能在不远的将来被当作证明环境状况（虐待孩子的法院案件）的工具，因为主流的态度是反对以这种方式使用沙盘的，而且没有足够的研究基础来证明沙盘作为诊断工具使用是正当的。从根本上说，人们担心的是，过度的诊断态度会掩盖沙盘游戏体验所唤醒的强大的、令人敬畏的治愈能量。

除了沙盘图外，为了进一步推动心理的整合，还有什么其他要素需要考虑

综观沙盘游戏的历史，卡尔夫认为对沙盘图本身（作品）的理解至关重要，包括沙盘的组织结构以及所使用沙具的象征内容。相反，洛温菲尔德格外关注来访者创作沙盘时的体验，并重视孩子创作沙盘时用言语表达的内容及表达的方式。洛温菲尔德把沙盘视为一种言语的和非言语的沟通手段，她会紧挨孩子坐着，并对孩子的语言和动作做出言语上的回应。而卡尔夫则坐在离来访者较远的地方，在整个体验过程中倾向于保持安静，以便让无意识在没有外部干扰的宁静空间中展露。

德多梅尼克师从约翰·胡德-威廉姆斯研究洛温菲尔德技术，他注意到卡尔夫的方法占据主导地位，并抱怨道：

> 大多数沙盘游戏治疗师似乎忽视了游戏王国技术作为沟通工具的独特价值……沙盘游戏作为一种独特的个人语言，相对之下仍未得到探索。（DeDomenico, 1991：1 - 2）

尽管确切地说，卡尔夫并不重视来访者创作沙盘时的体验或做出的评论，但许多当代的沙盘游戏治疗师开始在解释沙盘时将来访者的行为考虑在内（Ammann, 1991; Kiepenheuer, 1990）。

除了观察来访者创作沙盘的过程和最终沙盘图的象征内容外，河合隼雄（1992）还强调在解释沙盘时，把来访者所讲述的关于完成的沙盘图的故事以及所做的评论包括在内。当完成沙盘创作后，来访者可能自发地主动讲述一个故事，或者在回答治疗师对于沙盘的询问时说出一个故事。来访者的评论需要从三个层面进行理解：个人层面（这个故事在来访者的生活中代表的是什么？）、原型层面（隐含的母题是什么？）、文化层面（什么文化问题可以被视为故事中的动机要素？）。

看来，未来的重点应该放在从更广的角度去审视整个沙盘游戏过程，这不仅包括对沙盘最终作品的理解，还要考虑来访者创作沙盘的过程和沙盘体验引发的故事或联想。

如何更好地将沙盘结合到临床实践中？

洛温菲尔德和卡尔夫都重视沙盘以及她们的言语治疗工作，把言语沟通与非言语的沙盘相结合。卡尔夫申明她不认为沙盘游戏是言语分析的附属物，但她也指出使用沙盘游戏可以促进言语治疗工作（Bradway et al.，1981）。此外，她撰写的个案研究（Kalff，1980）表明，她把一般游戏治疗结合到了沙盘游戏治疗当中。可能是因为洛温菲尔德和卡尔夫在她们的讲演和教学中都强调采用沙盘做工作，给人的印象是她们仅仅使用这个技术。

我们相信，在未来，沙盘游戏一定会不断地融入传统临床实践所采用的技术中。例如，米勒和博（Miller & Boe，1990）曾经报告过在针对心理上受过虐待的孩子的治疗计划中成功融入沙盘游戏的案例。他们研究了孩子们的沙盘图，以了解他们的象征表达，并帮助他们（治疗师）挑选一个能触及类似的原型主题的故事。沙盘游戏的体验与故事的讲述相结合，唤起了参与研究的那些孩子们的治愈能量。正是这类模式有助于我们理解沙盘游戏怎样能结合到针对特殊人群的特定技术当中。

在什么设置中、什么条件下，针对什么类型的来访者可以使用沙盘

从主要方面来看，现在似乎是一个探索和实验不断扩展的时代——有时候会偏离卡尔夫学派的方法。许多实验者用不同的理论方法使用着沙盘（Oaklander，1978）。例如沙盘被用于静修（retreat）的设置中，作为唤醒个人的、精神的表达及寻求方向的途径。也有一些治疗师针对夫妻（DeDomenico，1993；Gold，1993）、家庭以及在团体治疗（合用一个或各用一个沙盘）中使用沙盘。沙盘游戏理论认为，沙盘图包含着个人心灵的表达。因此，几个人的心灵或许多人的心灵在沙子中聚集，将产生更加复杂

的动态系统，其中占核心地位的是来访者之间的互动，而展示在沙盘中的象征性内容可能变得不清晰甚至混乱。由于至今还没有指南或标准来理解出现在这些新设置中的沙盘图，这些方法的未来难以预知。对沙盘游戏应用于团体的进一步研究和理解是这个领域许多"成长的边缘"中的一个代表。

现在，在学校中，教师采用沙盘来促进学习，学校心理咨询师也使用沙盘进行治疗（近来重量较轻的沙盘材料的面世增强了它对这一特殊设置的适应性）。学校心理咨询师还发现，对于学校里大量母语为非英语的孩子而言，沙盘游戏是一项有益的技术，因为它是极少数不需要语言的治疗形态中的一种。只要有行政的支持并能对学校心理咨询师进行必要的培训，沙盘将会继续用于教育环境中。

由于在诊所和医院使用沙盘游戏并得到积极结果的临床工作者和研究人员的开创性工作，关于沙盘应用的传统观点将不断扩展。这些向未知领域的迈进很有可能会鼓励其他临床工作者针对非传统的人群使用沙盘，如发展方面有残疾的来访者、与晚期疾病做斗争的人，以及那些遇到生命过程中发展的瓶颈的个体。另外一个非传统的沙盘应用是短期治疗。布莱德威（1990，1992）报告了在时间受限的情况下（包括面对一个晚期疾病的女人）成功使用沙盘的情况，她指出，在允许的较短时间内，来访者至少能够进入部分的所需的无意识过程。

当前国际沙盘游戏治疗学会的组织结构能满足对沙盘游戏感兴趣的治疗师的培训需求吗

沙盘游戏是一种复杂的心理疗法，它要求进行大量的研究并献身于个人的及专业的发展之中。只有通过一个强大的组织，重大的培训目标才能被制定并贯彻。

当前的国际沙盘游戏治疗学会（创立者：多拉·卡尔夫）在世界各地大约有60名成员。该学会由创立成员以及赞助者组成的代表理事会管理。认证和会员资格培训标准由各个国家或地区的学会单独制定。只有获得许可从事心理治疗的有经验的从业者才被接受进入培训计划。要成为国际沙盘游戏治疗学会的会员，在美国的一个候选人必须完成以下工作：自己的沙盘游戏过程；在沙盘游戏工作坊学习若干小时，接受个案督导若干小时；撰写对象征和沙盘游戏过程的理解的有深度的论文；一次个人的面试；一份书面的个案研究，以展示其坚实的临床技能和对沙盘游戏过程的真知灼见。

达到认证标准的国际沙盘游戏治疗学会的成员可以使用"沙盘游戏"的字样来描述他们的沙盘工作。在美国，有美国沙盘游戏治疗师协会预备会员资格的治疗师是那些在临床工作中使用沙盘，期望与国际沙盘游戏治疗学会发生专业联系，希望能利用培训、工作坊和出版物等资源，但未达到认证标准的人。一些预备会员会选择在将来达到国际沙盘游戏治疗学会正式会员的标准，另外一些会选择保持预备会员身份，以获得《沙盘游戏杂志》（*Sandplay Journal*，由美国沙盘游戏治疗师协会出版）及美国沙盘游戏治疗师协会或国际沙盘游戏治疗学会特别的会费优惠。对大多数熟练的、接受过临床训练的、使用沙盘的心理治疗师而言，美国沙盘游戏治疗师协会的会员资格能提供足够的专业组织关系。

在当前的国际沙盘游戏治疗学会的组织结构中，为了满足众多的希望接受沙盘培训的治疗师的需要，有一些问题需要注意（Friedman & Mitchell，1992）。其中部分问题是：

1. 考虑到国际沙盘游戏治疗学会的成员有限，国际沙盘游戏治疗学会这一组织怎样才能满足大量的培训需求，特别是来自偏远地区的培训需求？

2. 国际沙盘游戏治疗学会如何更好地与国际沙盘游戏治疗学会以外的那些胜任使用沙盘但选择不加入学会的从业者共存？

3. 国际沙盘游戏治疗学会能找到越来越多的办法去认可和联合那些胜任预备资格的个人的专业技能吗？

4. 是否应有经过批准的课程，用于教授沙盘游戏？

5. 怎样为卡尔夫学派、洛温菲尔德学派的沙盘游戏治疗师，以及其他使用沙盘的人们提供进行有意义对话的机会？

关于有效培训，未来的挑战是什么

由于沙盘的跨文化的普及性，许多专业人士被它所吸引，因此培

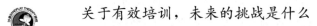

训工作成为一项富有挑战性的、复杂的问题。被沙盘游戏所吸引的从业者可以分为三个群体：第一个群体有深厚的荣格学派临床理论背景，同时对象征素材有深刻的理解；第二个群体则有着坚实的临床工作技能，他们持开放的态度，认真学习重视荣格心理学概念的卡尔夫学派的沙盘游戏疗法；第三个群体则对沙盘进行调整，使它适应自己的临床培训，他们常常使用非传统的材料并进行直接干预，会对沙具的放置与移动产生影响（第三个群体极有可能不会参加沙盘游戏培训）。

充分满足培训需要的另外一个挑战是地域问题：临床工作者广泛地散布在全球范围内。这种状况给那些想接受"卡尔夫模式"培训的人们造成了很大的困难，因为这种模式要求治疗师完成他们个人的沙盘游戏过程，并参加工作坊和督导研讨会。培训不但昂贵耗时，而且如果没有其他沙盘游戏治疗师或监督团体在旁，要完成个人沙盘游戏过程是异常困难的。过去，想要接受沙盘游戏培训的治疗师会旅行到瑞士和多拉·卡尔夫一起工作，有时他们会停留在那里好几个月以完成个人的沙盘游戏过程和全面的学习。但是，对今天的大多数人来说，这种模式是不切实际的。从完成国际沙盘游戏治疗学会要求的治疗师的增长数量可以判断，即便在美国和加拿大的偏远地区，很快也会有足够多的经过培训的教师（国际沙盘游戏治疗学会会员）来开展深入的培训计划。此外，国际沙盘游戏治疗学会的会员也可能开始在会议上提供培训，因为这些会议一般会吸引更多普通的专业听众（如学校心理咨询师和艺术治疗师）。各地可以建立小型团体，以提供连续的互动，促进同行间的交流，这对于持续地运用沙盘技术是必要的。目前，《沙盘游戏时事通讯》会交流关于工作坊、会议和国际沙盘游戏治疗学会会员发表的出版物等信息。其他时事通讯，如《北加利福尼亚沙盘游戏学会时事通讯》（*Northern California Sandplay Society Newsletter*）和《小型对话》（*Small Talk*）提供关于沙具、摄影、象征主义和沙盘游戏过程的信息。

很显然，除经过培训的教师外，还需要其他辅助资源以传授关于沙盘的越来越丰富的知识。对期刊、书籍和录音、录像带的需求将会增加。或许有一天，将会开发出带有综合性的读书清单的培训课程，从而确保接受培训者获得荣格心理学理论、象征知识和对沙盘游戏过程进行深入研究的能力。

沙盘游戏在当前出现的世界心理治疗潮流中的位置

综观历史，正如我们所看到的，沙盘游戏是少数在全球范围内使用的治疗技术之一。由于全球化的通信和国际旅行的影响，生活在欧洲、北美洲和太平洋边缘地区的沙盘游戏治疗师之间的交流日趋紧密。国际性的交流与合作正在形成。除此之外，计算机能够将一种语言翻译成另外一种语言，从而拓展和加速了信息交换的可能性。但是，沙盘中栩栩如生的意象才具有更为深远的影响，能够促进人们之间更深层的交流与合作。

世界范围的经济和政治变迁的结果之一是全球移民的群体模式的出现。我们的城市正由越来越多不同的、跨文化的群体聚居着——这一状况既能带来丰富性，同时又会带来误解。对心理治疗师而言，这种挑战是独特的，因为他们必须既能理解文化问题，又能跨越语言障碍，促进文化交流。由于沙盘游戏是少数几种不需要言语技巧就能激发治愈能量的治疗技术之一，它显然适合在多元文化群体中使用。

在这个距离日益缩小的世界里，沙盘游戏给我们提供了一个独特的机会去审视普遍的原型模式，并观察个体心灵的发展。仔细观察沙盘图中出现的普遍模式，能产生一种人与人之间的紧密的联结感和统一感。从这种统一感中可以产生一个全新的世界愿景：我们是一个整体。

沙盘游戏给我们提供了同自己内在的自然平衡发生联结的机会，从而在这动荡变迁的时代里使个体产生深深的根基感和稳定感。奈斯比特和阿布尔德内（Naisbitt & Aburdene，1990）曾指出，重新审视

沙盘游戏：过去、现在和未来

生活意义的需求将会通过艺术的复兴而出现。沙盘提供了一个个人进行创造性表达的机会，能促进心灵的复苏。将来，会有更多的人寻求沙盘游戏的体验，这不只是为了解决神经症的冲突，更是为了找到他们的创造性的、精神的表达所产生的源泉。

　　沙盘游戏确实是一种强大的推动力，能够触及无意识的最深层面，从中获取治愈的能量。当荣格说"世界悬于一根细线之上，这根线就是人类的心灵"（Evans，1977：303）时，他简洁地表达了我们对于治疗这个疏离的世界应负的个人责任。通过选择和我们的心灵紧紧地联结在一起，并努力使自己治愈，我们能使那根细线变得牢固，并成为这个破碎世界的治愈线索的一部分。

引用文献

Ammann, R. (1991). *Healing and Transformation in Sandplay: Creative Processes become Visible* (W.P. Rainer, trans.). La Salle, IL: Open Court Publishing. Originally published in German as *Heilende Bilder der Seele*.

Bradway, K. (1990). "Sandplay journey of a 45-year-old woman in five sessions." *Archives of Sandplay Therapy* 3 (1): 68–74.

—— (1992). "Sandplay in preparing to die." *Journal of Sandplay Therapy* 2(1): 13–37.

DeDomenico, G.S. (1991). "Applications of the Lowenfeld World Technique." *Association for Play Therapy Newsletter* 10(2): 1–4.

—— (1993). "Sand tray world play: A psychotherapeutic technique for individuals, couples and families." *The California Therapist* 5(1): 56–61.

Evans, R.I. (1977). "Interview with C.G. Jung: August, 1957." In W. McGuire and R.F.C. Hull (eds) *C.G. Jung Speaking: Interviews and Encounters*. Princeton, N.J.: Princeton University Press.

Friedman, H.S. and Mitchell, R.R. (1992). "Future of Sandplay: Responses from the Sandplay community." *Journal of Sandplay Therapy* 2(1): 77–90.

Gold, J. (1993). "Sandplay with couples." *The California Therapist* 5(1): 53–5.

Grubbs, G.A. (1991). "A categorical and comparative analysis of the Sandplay process of abused and nonabused children." Unpublished doctoral dissertation, California Graduate School of Family Psychology.

Journal of Sandplay Therapy. Lauren Cunningham (ed.) 331 Thistle Circle, Martinez, CA 94553.

Kawai, H. (1992). "Sandplay and relation." Presentation at ISST Conference, *Sand, Psyche and Symbol*, May 16, San Rafael, CA.

Kiepenheuer, K. (1990). *Crossing the Bridge*. La Salle, IL: Open Court.

Lowenfeld, M. (1927). "Organization and the rheumatic child." *Lancet* June 4: 1177.

—— (1928). "Researches in lactation." *Journal of Obstetrics and Gynaecology of the British Empire* 35(1): 114–30.

McGuire, W. and Hull, R.F.C. (eds) (1977). *C.G. Jung Speaking: Interviews and Encounters*. Princeton, N.J.: Princeton University Press.

Miller, C. and Boe, J. (1990). "Tears into diamonds: Transformation of child psychic trauma through Sandplay and storytelling." *The Arts in Psychotherapy* 17: 247–57.

Naisbitt, J. and Aburdene, P. (1990). *Megatrends 2000: Ten New Directions for the 1990's*. New York: Avon Books.

Northern California Sandplay Society Newsletter. 3490 Buskirk Ave., Suite A, Pleasant Hill, CA 94523.

Oaklander, V. (1978). *Windows to our Children*. Moab, UT: Real People Press.

Sandplay Events Newsletter. Bonnie Arendt (ed.) P.O. Box 925, Little Compton, RI 02837.

Shaia, A. (1991). "Images in the sand: The initial sand worlds of men molested as children." Unpublished doctoral dissertation, California Institute of Integral Studies, San Francisco, CA.

Small Talk. Kathie Carr (ed.) 1647 Willow Pass Rd., Suite 163, Concord, CA 94520.

沙盘游戏：过去、现在和未来

参考文献

沙盘游戏及其他相关技术

英　文

本部分参考文献包括所引用的用英文发表的沙盘游戏文献。列入本清单的文献，包括文章、书籍和论文/学位论文，必须对一种技术进行过探索，这一技术使用了三维缩微模型和物品，它们被摆放在特定的空间里，如在一个容器内（例如，沙盘）、在桌面上，或在特定的地板空间上。完全针对沙盘游戏的文章用星号进行了标注。

*Abel, C. (1985). "Fire: An image of transformation." Unpublished doctoral dissertation, International College, Los Angeles.
*Adams, K.E. (1991). "Sandplay: A modern alchemical process." Unpublished master's thesis, Antioch University, Merritt Island, Florida.
*Aite, P. (1977a). "Communication through imagination." *Annual of Italian Analytical Psychologists* 1: 105–30.
*—— (1977b). "The activity of the ego and the image: Observations on the theme of 'Sandplay'." Paper presented at the Seventh International Congress of Analytical Psychology, Rome.
*—— (1978). "Ego and image: Some observations on the theme of 'Sandplay'." *Journal of Analytical Psychology* 23: 332–8.
Albino, R. (1954). "Defenses against aggression in the play of young children." *British Journal of Medical Psychology* 27: 61–71.
*Allan, J. (1988). *Inscapes of the Child's World: Jungian Counseling in Schools and Clinics*. Dallas: Spring Publications, Inc.
*Allan, J. and Berry, P. (1987). "Sandplay" (special issue: counseling with expressive arts). *Elementary School Guidance and Counseling* 21(4): 300–6.
*Allan, J. and Lawton-Speert, S. (1989). "Sand and water in the treatment of a profoundly sexually abused preschool boy." *Association for Play Therapy Newsletter* 8(4): 2–3.
*Amatruda, K. (1984). "Psychological interventions in physical illness – The Sandplay Test: Assessing a dying child's awareness of death." Unpublished paper for Saybrook Institute. Donated to the C.G. Jung Institute of San Francisco.

*—— (1989). "Grief Sandplay therapy with child trauma victims: A psycho-spiritual somatic treatment model." *Archives of Sandplay Therapy* 2(1): 91–104.

*Ammann, R. (1991). *Healing and Transformation in Sandplay: Creative Processes become Visible* (W.P. Rainer, trans.). La Salle, IL: Open Court Publishing. Originally published in German as *Heilende Bilder der Seele*.

Andersen, V. (1979a). "Historical note on the manuscript." In M. Lowenfeld, *The World Technique*: xi–xii. London: George Allen & Unwin.

—— (1979b). "Origin of the 'World'." In M. Lowenfeld, *The World Technique*: 278–81. London: George Allen & Unwin.

Anderson, H.H. and Anderson, G.L. (eds) (1951). *An Introduction to Projective Techniques*. Englewood Cliffs, NJ: Prentice-Hall, Inc.

*Aoki, S. (1981). "The retest reliability of the Sandplay technique" (2nd report). *British Journal of Projective Psychology and Personality* 26(2): 25–33.

*Avrech, G. (in press). "Initial sand trays: Clues to the psyche." In B. Caprio (ed.) *Sandplay: Coming of Age*. Paper presented at the Los Angeles Sandplay Association 1991 Conference.

Baker, C. (1993). "Healing in sand: Navajo sand painting and Sandplay." *Journal of Sandplay Therapy* 2(2): 89–112.

*Baldridge, A.E. (1990). "In a grain of sand." *Northern California Sandplay Society Newsletter* Fall: 3–8.

Bell, J.E. (1948). *Projective Techniques*. New York: Longmans, Green & Co.

*Belzer, C.A. (1991). "The effects of sandplay in a classroom setting with children identified as learning disabled." Unpublished master's thesis, Pacific Oaks College, Pasadena, CA.

Bender, L. and Woltmann, A. (1941). "Play and psychotherapy." *Nervous Child* 1: 17–42.

*Berry, P. (1989). "The nitty gritty of sand." *Association for Play Therapy Newsletter* 8(4): 4–6.

Bolgar, H. and Fischer, L.K. (1940). "The toy test: A psychodiagnostic method." *Psychological Bulletin* 37: 517–18.

—— (1947). "Personality projection in the World Test." *American Journal of Ortho-psychiatry* 17: 117–28.

Bowyer, L.R. (1956). "A normative study of sand tray worlds." *Bulletin of British Psychological Society*. Summarized (1970) in L.R. Bowyer, *The Lowenfeld World Technique*. Oxford: Pergamon Press.

—— (1958). "The sand tray world as a projective technique with mental defectives." *Journal of the Midland Mental Deficiency Society* 4: 44–55.

—— (1959). "The importance of sand in the World Technique: An experiment." *British Journal of Educational Psychology* 29: 162–4.

—— (1970). *The Lowenfeld World Technique*. Oxford: Pergamon Press.

Bowyer, L.R. and Gillies, J. (1972). "The social and emotional adjustment of deaf and partially deaf children." *British Journal of Educational Psychology* 42(3): 305–8.

Bowyer, L.R., Gillies, J. and Scott, J. (1966). "The use of projective techniques with deaf children." *Rorschach Newsletter* 11: 3–6.

Bowyer, L.R. and Gilmour, R. (1968). "Interpersonal communication of deaf children using the Village Test." In A. Friedemann, H. Phillipson, B. Scott and C. Williams (eds) *Rorschach Proceedings: VIIth International Congress of Rorschach and Other Projective Techniques*, London: 315–18. Bern: Hans Huber Publishers.

Bowyer, L.R. and Huggan, R. (1965). "A comparative study of the World and Village Techniques." *Proceedings of the VIth International Congress of the Rorschach and Other Projective Techniques*, Paris.

Bowyer, L.R., Marshall, A. and Weddell, K. (1963). "The relative personality adjustment of severely deaf and partially deaf children." *British Journal of Educational Psychology* 33: 85–7.

*Bradway, K. (1978). "Hestia and Athena in the analysis of women." *Inward Light* 41: 28–42.

*—— (1979a). "Sandplay in psychotherapy." *Art Psychotherapy* 6(2): 85–93.

*—— (1979b). "Initial and final Sandplay worlds of married non-career and unmarried career women in analysis." *Professional Reports* 6: 35–41. San Francisco: C.G. Jung Institute. Presented (March, 1979) at the Joint Conference, United States Societies of Jungian Analysts, Asilomar, CA.

*—— (1981a). "Developmental stages in children's sand worlds." In K. Bradway *et al.* (eds) *Sandplay Studies: Origins, Theory and Practice*: 93–100. San Francisco: C.G. Jung Institute. Republished (1990) Boston: Sigo Press.

*—— (1981b). "A woman's individuation through Sandplay." In K. Bradway *et al.* (eds) *Sandplay Studies: Origins, Theory and Practice*: 133–56. San Francisco: C.G. Jung Institute. Republished (1990) Boston: Sigo Press.

*—— (1985). *Sandplay Bridges and the Transcendent Function*. San Francisco: C.G. Jung Institute.

*—— (1987). "Sandplay: What makes it work?" In M.A. Mattoon (ed.) *The archetype of shadow in a split world: Proceedings of the Tenth International Congress for Analytical Psychology, Berlin, 1986*: 409–14. Einsiedeln, Switzerland: Daimon Verlag.

*—— (1990). "Sandplay journey of a 45-year-old woman in five sessions." *Archives of Sandplay Therapy* 3(1): 68–78.

*—— (1991). "Transference and countertransference in Sandplay therapy." *Journal of Sandplay Therapy* 1(1): 25–43.

*—— (1992a). "Sun and moon in Sandplay." *Journal of Sandplay Therapy* 1(2): 47–9.

*—— (1992b). "Sandplay in preparing to die." *Journal of Sandplay Therapy* 2(1): 13–37.

*Bradway, K., Signell, K.A., Spare, G.H., Stewart, C.T., Stewart, L.H. and Thompson, C. (1981). *Sandplay Studies: Origins, Theory and Practice*. San Francisco: C.G. Jung Institute. Republished (1990) Boston: Sigo Press.

Brun, G. (1948). "Report on the work of the department of child psychiatry of Bispebjerg Hospital, Copenhagen." In M. Lowenfeld (ed.) *On the Psychotherapy of Children*: 94–106. London: E.T. Heron & Co. Ltd.

Bühler, C. (1941). "Symbolic action in children." *Transactions of the New York Academy of Science* 17: 63.

—— (1951a). "The World Test: A projective technique." *Journal of Child Psychiatry* 2: 4–23.

—— (1951b). "The World Test: Manual of directions." *Journal of Child Psychiatry* 2: 69–81.

—— (1952). "National differences in World Test projective patterns." *Journal of Projective Techniques* 16(1): 42–55.

Bühler, C. and Carrol, H.S. (1951). "A comparison of the results of the World Test with the teachers' judgment concerning children's personality adjustment." *Journal of Child Psychiatry* 2: 36–68.

Bühler, C. and Kelly, G. (1941). *The World Test: A measurement of emotional disturbance*. New York: Psychological Corporation.

*Burt, J.C. (1991). "Sandplay therapy: A bridge from boyhood to adolescence." Unpublished master's thesis, Pacific Oaks College, Pasadena, CA.

*—— (in press). "Early loss and abandonment issues as revealed in adults' Sandplay." In B. Caprio (ed.) *Sandplay: Coming of Age*. Paper presented at the Los Angeles Sandplay Association 1991 Conference.

参
考
文
献

*Campbell, F. (in press). "Transformation in the sand: From addiction to recovery." In B. Caprio (ed.) *Sandplay: Coming of Age*. Paper presented at the Los Angeles Sandplay Association 1991 Conference.

*Capitolo, M. (1992). "The dark goddesses: An encounter with the dark feminine." *Journal of Sandplay Therapy* 1(2): 59–69.

*Caprio, B. (1989). "The sand tray: An art therapy perspective." Unpublished master's thesis, Loyola-Marymount University, Los Angeles, CA.

*—— (ed.) (in press). *Sandplay: Coming of Age*. Proceedings of the Los Angeles Sandplay Association 1991 Conference.

*—— (in press). "Spiritual imagery in Sandplay." In B. Caprio (ed.) *Sandplay: Coming of Age*. Paper presented at the Los Angeles Sandplay Association 1991 Conference.

*Caprio, B. and Hedberg, T. (1986). *Coming Home: A Manual for Spiritual Direction*. Mahwah, NJ: Paulist Press.

*Carey, L. (1990). "Sandplay therapy with a troubled child." *The Arts in Psychotherapy* 17: 197–209.

*—— (1991). "Family Sandplay therapy." *Arts in Psychotherapy* 18: 231–9.

*Carmody, J.B. (1985). "Self-restoration and initiation in analytical child therapy: Observations on Sandplay." *Dissertation Abstracts International* 45(8-B): 2681. (University Microfilms No. 84–25701.)

Cashore, S. (1992). "Sand and water play: Three brief examples." *Association for Play Therapy Newsletter* 9(2): 4–5.

*Chambers, L. (1990). "The in-turning spiral: The path to the healing of the feminine." *Northern California Sandplay Society Newsletter* Fall: 1–2.

Clegg, H.D. (1981). "The reparative motif in expressive play therapy." Unpublished doctoral dissertation. Berkeley, CA: The Wright Institute.

—— (1984). *The Reparative Motif in Child and Adult Therapy*. New York: Jason Aronson.

*Crable, P.G. (1976). "Women and self: An initial investigation of the feminine essence using Sandplay." (Doctoral dissertation, United States International University.) *Dissertation Abstracts International* 37(3-B): 1483-B. (University Microfilms No. 76–19751.)

Cramer, P. and Hogan, K.A. (1975). "Sex differences in verbal and play fantasy." *Developmental Psychology* 11: 145–54.

*Creadick, T.A. (1985). "The role of the expressive arts in therapy." *Journal of Reading, Writing and Learning Disabilities International* 1(3): 55–60.

*Currant, N. (1989). "Room to breathe." *The American Journal of Art Therapy* 27: 80–6.

Dahlgren, B. (1957). *Research Bulletin No. 11*. Stockholm: University Institute of Education.

DeDomenico, G.S. (1986a). "The Lowenfeld World apparatus: A methodological contribution towards the study and the analysis of the sand tray play process." Doctoral dissertation, Pacific Graduate School of Psychology, Menlo Park, CA.) *Dissertation Abstracts International*. (University Microfilms No. 87–17059.)

—— (1986b). *Applications of the Lowenfeld World Technique: A comparative illustration of the analysis of the final world and the analysis of the sand tray play process in clinical practice*. Oakland, CA: Vision Quest into Symbolic Reality.

—— (1988). *Sand Tray World Play: A comprehensive guide to the use of sand tray in psychotherapeutic transformational settings*. Oakland, CA: Vision Quest into Symbolic Reality.

—— (1991a). "Applications of the Lowenfeld World Technique." *Association for Play Therapy Newsletter* 10(2): 1–4.

沙
盘
游
戏
：

过
去
、
现
在
和
未
来

—— (1991b). "The Lowenfeld World Technique: A clinical example." *Association for Play Therapy Newsletter* 10(3): 1–4.

—— (1993). "Sand tray world play: A psychotherapeutic technique for individuals, couples and families." *The California Therapist* 5(1): 56–61.

*Denkers, G.C. (1985). "An investigation of the diagnostic potential of Sandplay utilizing Linn Jones' Developmental Scoring System." Unpublished doctoral dissertation, Psychological Studies Institute, Pacific Grove Graduate School of Professional Psychology, Berkeley, CA.

*Dukes, S.D. (1992). "The significance of play." *Journal of Sandplay Therapy* 2(1): 53–7.

*Dundas, E. (1978). *Symbols Come Alive in the Sand*. Aptos, CA: Aptos Press.

*—— (1992). "Sandplay therapy." *Association for Play Therapy Newsletter* 3(11): 1–3.

*Dunn-Fierstein, P. (1993). "Exploring the egg: The creative center." *Journal of Sandplay Therapy* 2(2): 59–73.

Eickhoff, L.F.W. (1952). "Dreams in sand." *British Journal of Psychiatry* 98: 235–43.

—— (1993). "The development of masculine power in one example of Sandplay therapy." *Journal of Sandplay Therapy* 2(2): 75–87.

*Eide-Midtsand, N. (1987). "Struggles with the 'other one': The reconciliation of a pre-adolescent boy with his masculinity." *Journal of Analytical Psychology* 32: 157–71.

Erikson, E.H. (1951). "Sex differences in the play configurations of pre-adolescents." *American Journal of Orthopsychiatry* 21: 667–92.

—— (1963). *Childhood and Society*. New York: Norton.

—— (1964). "Inner and outer space: Reflections on womanhood." *Daedalus* 93: 582–97.

—— (1968). *Identity: Youth and Crisis*. New York: Norton.

Fischer, L.K. (1950a). "The World 'Test'." In W. Wolff (ed.) *Personality Symposia on Topical Issues: Projective and Expressive Methods of Personality Investigation ("Diagnosis")*: 62–76. New York: Grune & Stratton.

—— (1950b). "A new psychological tool in function: Preliminary clinical experience with the Bolgar–Fischer World Test." *American Journal of Orthopsychiatry* 20: 281–92.

*Friedman, H.S. (in press). "A heritage rediscovered: A case history." In B. Caprio (ed.) *Sandplay: Coming of Age*. Paper presented at the Los Angeles Sandplay Association 1991 Conference.

*Friedman, H.S. and Mitchell, R.R. (1991). "Dora Maria Kalff: Connections between life and work." *Journal of Sandplay Therapy* 1(1): 17–23.

*—— (1992). "Future of Sandplay: Responses from the Sandplay community." *Journal of Sandplay Therapy* 2(1): 77–90.

Fujii, S. (1978) (a.k.a. Aoki, S.). "Research note on Lowenfeld's World Technique in Japan: Test–retest reliability of the Sandplay 'world' expression by children." *British Journal of Projective Psychology and Personality Study* 23: 27.

*—— (1979). "Retest reliability of the Sandplay technique (1st report)." *British Journal of Projective Psychology and Personality Study* 24: 21–5.

*Gabriellini, G. and Nissim, S. (1988). "Sandplay therapy with a psychotic child." In M. Sidoli and M. Davies (eds) *Jungian Child Psychotherapy: Individuation in Childhood*: 221–30. London: Karnac Books.

Gillies, J. (1975). "Personality and adjustment in deaf children." *British Journal of Projective Psychology and Personality Study* 20(1): 33–4.

—— (1982). "The role of communicative abilities and field dependence/independence in the social adjustment of deaf children." Unpublished doctoral dissertation, University of Glasgow.

参
考
文
献

Gilmour, R. (1971). "Communication and social adjustment in young deaf children." Unpublished master's thesis, University of Glasgow.

Gitlin, K. (1988, June). "The World Technique: A review." *Association for Play Therapy Newsletter* 7(2): 1–3, 6.

—— (1988, September). "The World Technique: A review." *Association for Play Therapy Newsletter* 7(3): 1–4.

Gold, J. (1993). "Sandplay with couples." *The California Therapist* 5(1): 53–5.

*Gradwell, L.E. (1992). "The mermaid." *Journal of Sandplay Therapy* 1(2): 93–100.

*Grubbs, G.A. (1991). "A categorical and comparative analysis of the Sandplay process of abused and nonabused children." Unpublished doctoral dissertation, California Graduate School of Family Psychology.

*—— (1991). "A categorical and comparative analysis of the Sandplay process of abused and nonabused children." *Northern California Sandplay Society Newsletter* Fall: 1–2.

Harding, G. (1948). "Themes with variations." In M. Lowenfeld (ed.) *On the Psychotherapy of Children*: 82–93. London: E.T. Heron & Co. Ltd.

*Hedberg, T.M. (1988). "Respect for the animal kingdom: A Jungian approach." Unpublished doctoral dissertation, Sierra University, Costa Mesa, CA.

*—— (in press). "Animal symbolism in Sandplay." In B. Caprio (ed.) *Sandplay: Coming of Age*. Paper presented at the Los Angeles Sandplay Association 1991 Conference.

*Hegeman, G. (1992). "The Sandplay collection." *Journal of Sandplay Therapy* 1(2): 101–6.

Henry, W.E. (1960). "Projective techniques." In P. Mussen (ed.) *Handbook of Research Methods in Child Development*: 603–44. New York: Wiley & Sons.

Homberger, E. (1937) (a.k.a. Erik Erikson). "Configurations in play – clinical notes." *Psychoanalytic Quarterly* 6: 139–214.

—— (1938) (a.k.a. Erik Erikson). "Dramatic productions test." In H.A. Murray (ed.) *Explorations in Personality*: 552–82. New York: Oxford University Press.

Honzik, M. P. (1951). "Sex differences in the occurrence of materials in the play constructions of preadolescents." *Child Development* 22(1): 15–35.

Hood-Williams, J. (1987, October). "A window on the child's unconscious: A reunion of the four great schools of thought on entering the child's inner world." Paper presented at International Congress of Child Psychotherapy, San Francisco.

Irwin, E. C. (1983). "The diagnostic and therapeutic use of pretend play." In C.E. Schaefer and D.J. O'Connor (eds) *Handbook of Play Therapy*: 148–73. New York: John Wiley.

*Jackson, B. (1991). "Before reaching for the symbols dictionary." *Journal of Sandplay Therapy* 1(1): 55–8.

*Jones, L.E. (1986). "The development of structure in the world of expression: A cognitive-developmental analysis of children's 'sand worlds'." (Doctoral dissertation, Pacific Graduate School of Psychology, Menlo Park, CA.) *Dissertation Abstracts International*. (University Microfilms No. 83–03178.)

*Kahn, J. (1989). *The Use of the Sandtray in Psychotherapy with Children and their Parents*. Petaluma, CA: Playrooms.

*Kalff, D. (1957). "The significance of the hare in Reynard the Fox." *Journal of Analytical Psychology* 2(2). Reprinted (1992) in *Journal of Sandplay Therapy* 1(2): 13–26.

*—— (1966a). "Symbolism and Child Analysis." Unpublished transcription of seminar conducted at Footlighters' Child Guidance Clinic, Hollywood Presbyterian Hospital, Hollywood, CA.

沙盘游戏：过去、现在和未来

*—— (1966b). "The archetype as a healing factor." *Psychologia* 9: 177–84. Originally printed (1962) in German in A. Guggenbühl-Craig (ed.) *The Archetype: Proceedings of the 2nd International Congress for Analytical Psychology*: 182–200. Basel, Switzerland: S. Karger.

*—— (1971). "Experiences with far eastern philosophers." In J.B. Wheelwright (ed.) *The Analytic Process: Aims, Analysis, Training*: 56–7. The Proceedings of the Fourth International Congress for Analytical Psychology. New York: G.P. Putnam's Sons.

*—— (1980). *Sandplay: A Psychotherapeutic Approach to the Psyche* (W. Ackerman, trans.). Santa Monica: Sigo Press. Originally published (1966) in German as *Sandspiel*. Zurich: Rascher. First published (1971) in English as *Sandplay: Mirror of a Child's Psyche* (H. Kirsch, trans.). San Francisco: Browser Press.

*—— (1981). Foreword. In K. Bradway, *et al.*, *Sandplay Studies: Origins, Theory and Practice*. San Francisco: C.G. Jung Institute. Republished (1990) Boston: Sigo Press.

*—— (1982). Preface. In H. Kawai and Y. Yamanaka (eds) *Studies of Sandplay Therapy in Japan* I: 227–9. Tokyo: Seishin-Shoboh.

*—— (1983). Foreword. In E.L. Weinrib, *Images of the Self: The Sandplay Therapy Process*. Boston: Sigo Press.

*—— (1987). "Sandplay with Dora Kalff." (Notes of seminar.) Carmel, CA: University of California at Santa Cruz.

*—— (1988a). "Beyond the shadow." *Archives of Sandplay Therapy* 1: 87–97.

*—— (1988b). "Sandplay in Switzerland." (Notes of seminar.) Zürich: University of California at Santa Cruz.

*—— (1988c). *International Society for Sandplay Therapy* (Founder: Dora M. Kalff). (Information booklet.) Zollikon, Switzerland: Dora Kalff.

*—— (1991). "Introduction to Sandplay therapy." *Journal of Sandplay Therapy* 1(1): 7–15. Originally published (1978) in German as "Eine kurze Einführung in die Sandspieltherapie." *Praxis der Psychotherapie* 23: 269–73. Heidelberg: Springer-Verlag. Translated into English by Kalff (1986) and presented to the International Society for Sandplay Therapy. Printed (1988c) in English by *International Society for Sandplay Therapy*.

—— (1992). "Steps of the emotional changes in prepuberty." *Archives of Sandplay Therapy* 5(1): 3–16.

*Kalff, M. (1993). "Twenty points to be considered in the interpretation of a Sandplay." *Journal of Sandplay Therapy* 2(2): 17–35.

Kamp, L.N.J., Ambrosius, A.M. and Zwaan, E.J. (1986). "The World Test: pathological traits in the arrangement of miniature toys." *Acta Psychiatrica Belgica* 86(3): 208–19.

Kamp, L.N.J. and Kessler, E.G. (1970). "The World Test: Developmental aspects of a play technique." *Journal of Child Psychology and Psychiatry* 11: 81–108. Reprinted (1971) in French as "Test du Monde: Aspects développementaux d'une technique de jeu." *Revue de Neuropsychiatrie Infantile* 19(6): 295–322.

*Kiepenheuer, K. (1990). *Crossing the Bridge* (K.R. Schneider, trans.). La Salle, IL: Open Court. Originally published in German as *Geh über die Brücke*.

*—— (1991). "The witch's house: A free and protected place for 'bewitched' children." *Journal of Sandplay Therapy* 1(1): 45–7.

*Kosirog, A. and Mahdi, L. (1983). "Sandplay in America." *Association for Play Therapy Newsletter* 2(2): 5–6.

*Larsen, C. (1991). "Puer-senex paper." *Archives of Sandplay Therapy* 4(1): 59–73.

*Lenhart, D. (1989). "The children of Ganymede: An investigation into the symbolic language of gay men through the use of Sandplay therapy."

参
考
文
献

(Doctoral dissertation, Union for Experimenting Colleges and Universities.) *Dissertation Abstracts International* (University Microfilms No. 59-04B).

Lowenfeld, M. (1931). "A new approach to the problem of psychoneurosis in childhood." *British Journal of Medical Psychology* 1(3): 194–227. Presented to the Medical Section of the British Psychological Society, March 15, 1931. Reprinted (1988) in C. Urwin and J. Hood-Williams, *Child Psychotherapy, War and the Normal Child*: 177–214. London: Free Association Books.

—— (1934). "Psychogenic factors in chronic disease in childhood." *Medical Women's Federation Newsletter* July: 1–18. Reprinted (1988) in C. Urwin and J. Hood-Williams, *Child Psychotherapy, War and the Normal Child*: 215–34.

—— (1935). *Play in Childhood*. London: Victor Gollancz. Reprinted (1976) New York: John Wiley & Sons. Reprinted (1991) London: Mac Keith Press.

—— (1937a). "The value of direct objective record of children's phantasies with special reference to ideas of movement." *Proceedings of the International Congress of Psychology* 8: 396.

—— (1937b). "A thesis concerning the fundamental structure of the mento-emotional processes in children." Unpublished paper presented at the annual meeting of the General Section of the British Psychological Society in Manchester on April 18. Printed (1988) in C. Urwin and J. Hood-Williams, *Child Psychotherapy, War and the Normal Child*: 247–64. London: Free Association Books.

—— (1938). "The theory and use of play in psychotherapy of childhood." *Journal of Mental Science* 84: 1057–8.

—— (1939). "The World pictures of children: A method of recording and studying them." *British Journal of Medical Psychology* 18 (pt.1): 65–101. Presented to the Medical Section of the British Psychological Society, March, 1938. Reprinted (1988) in C. Urwin and J. Hood-Williams, *Child Psychotherapy, War and the Normal Child*: 265–309. London: Free Association Books.

—— (1944). "Direct projective therapy." Unpublished paper presented to the General Section of the British Psychological Society in Glasgow, April. Printed (1988) in C. Urwin and J. Hood-Williams, *Child Psychotherapy, War and the Normal Child*: 315–23. London: Free Association Books.

—— (1946). "Discussion on the value of play therapy in child psychiatry." *Proceedings of the Royal Society of Medicine* 39: 439–42.

—— (ed.) (1948a). *On the Psychotherapy of Children*. London: E.T. Heron & Co. Ltd.

—— (1948b). "The nature of the primary system." In M. Lowenfeld (ed.) *On the Psychotherapy of Children*: 31–48. London: E.T. Heron & Co. Ltd. Reprinted (1988) in C. Urwin and J. Hood-Williams, *Child Psychotherapy, War and the Normal Child*: 325–45. London: Free Association Books.

—— (1950). "The nature and use of the Lowenfeld World Technique in work with children and adults." *The Journal of Psychology* 30: 325–31.

—— (1951). "Principles of psychotherapy applied to the situation of the withdrawn child." Compilation of two unpublished papers ("Some principles of child psychotherapy" and "The problem of the withdrawn child") both presented at the International Congress for Psychotherapeutics, Leiden-Oegstgeest, September 5–8. Printed (1988) in C. Urwin and J. Hood-Williams, *Child Psychotherapy, War and the Normal Child*: 351–62. London: Free Association Books.

—— (1952). "Training seminars for child therapists at the Institute of Child Psychology." Unpublished transcripts, London.

—— (1954). *The Lowenfeld World Technique*, Memorandum from the Institute of Child Psychology, 6 Pembridge Villas, Bayswater, London.

沙盘游戏：过去、现在和未来

—— (1955). "The structure of transference." *Acta Psychotherapeutica Psycho-somatica et Orthopaedagogica* 3: 502–7. Paper presented at the International Congress of Psychotherapy, Zürich, July 20–24, 1954. Partially reprinted (1988) in C. Urwin and J. Hood-Williams, *Child Psychotherapy, War and the Normal Child*: 363–7. London: Free Association Books.

—— (1960). "The World Technique." *Topical Problems in Psychotherapy* 3: 248–63.

—— (1964a). "The non-verbal 'thinking' of children." In M. Lowenfeld, P. Traill and F. Rowles (eds) *The Non-verbal 'Thinking' of Children and its Place in Psychotherapy*. London: Institute of Child Psychology Ltd.

—— (1964b). "The study of preverbal thinking and its relation to psychotherapy." Paper presented at the Sixth International Congress of Psychotherapy, London.

—— (1966). "The adolescent's search for identity." Unpublished paper presented at the Sixth International Congress on Child Psychiatry in Edinburgh, July 24–29. Printed (1988) in C. Urwin and J. Hood-Williams, *Child Psychotherapy, War and the Normal Child*: 371–3. London: Free Association Books.

—— (1967a). "Communication with children." *Revue de Neuropsychiatrie Infantile* 5: 431–45. Printed (1988) in C. Urwin and J. Hood-Williams, *Child Psychotherapy, War and the Normal Child*: 375–87. London: Free Association Books.

—— (1967b). "On normal emotional and intellectual development of children." Lecture presented at St Edmund's College, Ware, England.

—— (1970). "The Lowenfeld technique." In R. Bowyer (ed.) *The Lowenfeld World Technique*. Oxford: Pergamon Press.

—— (1979). *The World Technique*. London: George Allen & Unwin.

Lumry, G.K. (1951). "Study of World Test characteristics as a basis for discrimination between various clinical categories." *Journal of Child Psychiatry* 2: 24–35.

Maclay, D.T. (1970). *Treatment for Children: The Work of a Child Guidance Clinic*. New York: Science House.

*McNally, S.P. (1984). "Sandplay: A sourcebook for psychotherapists." Unpublished manuscript.

*Mantele, O. (in press). "A child's grief process through Sandplay." In B. Caprio (ed.) *Sandplay: Coming of Age*. Paper presented at the Los Angeles Sandplay Association 1991 Conference.

Mead, M. (1979). Foreword. In M. Lowenfeld, *The World Technique*. London: George Allen & Unwin.

Michael, J.C. and Bühler, C. (1945). "Experiences with personality testing in a neuropsychiatric department of a public general hospital." *Diseases of the Nervous System* 6(7): 205–11.

*Miller, C. and Boe, J. (1990). "Tears into diamonds: Transformation of child psychic trauma through Sandplay and storytelling." *The Arts in Psychotherapy* 17: 247–57.

*Miller, R.R. (1982). "Investigation of a psychotherapeutic tool for adults: The sand tray." (Doctoral dissertation, California School of Professional Psychology, Fresno.) *Dissertation Abstracts International* 43(1-B): 257. (University Microfilms No. 82–07557.)

*Millikan, F. (1992a). "Hestia: Goddess of hearth and fire." *Journal of Sandplay Therapy* 1(2): 71–91.

*—— (1992b). "Relationship and process in Sandplay: A self psychology perspective." *Journal of Sandplay Therapy* 2(1): 39–51.

Mills, B. (1990). "The therapeutic use of sand and water play with maternally deprived preschool children." *Association for Play Therapy Newsletter* 9(1): 1–4.

*Mitchell, R.R. (1987). "Overview of the Sandplay technique." *Western ACES Newsletter* 25: 5–6.

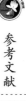

参
考
文
献

*——— (in press). "A survey of Sandplay history." In B. Caprio (ed.) *Sandplay: Coming of Age.* Paper presented at the Los Angeles Sandplay Association 1991 Conference.

*Mitchell, R.R. and Friedman, H.S. (1992). "Sandplay: Overview of the first sixty years." *Journal of Sandplay Therapy* 1(2): 27–38.

*Mizushima, K. (1971/72). "Art therapies in Japan." *Interpersonal Development* 2: 213–21.

Morris, W.W. (1951). "Other projective methods: The World Test." In H.H. Anderson and G.L. Anderson (eds) *An Introduction to Projective Techniques*: 524–6. New York: Prentice-Hall.

Murphy, L.B. (1956a). *Personality in Young Children: Methods for the Study of Personality in Young Children* (Volume I). New York: Basic Books.

——— (1956b). *Personality in Young Children: Colin – a Normal Child* (Volume II). New York: Basic Books.

*Noyes, M. (1981). "Sandplay imagery: An aid to teaching reading." *Academic Therapy* 17(2): 231–7.

*Nyman, N.W. (1984). "An exploration of non-verbal expression in childhood: Child art and sandplay." Paper prepared for School of Social Welfare, University of California, Berkeley.

Oaklander, V. (1978). *Windows to Our Children.* Moab, UT: Real People Press.

Par, M.A. (1990). "Sand and water play: A case study." *Association for Play Therapy Newsletter* 9(1): 4–6.

Pascal, G. (1952). "Gestalt functions: The Bender-Gestalt, Mosaic and World Tests." In D. Brower and L. Abt (eds) *Progress in Clinical Psychology* 1: 185–90.

Pickford, R. (1959). "Two cases illustrating the emotional effects of encephalitis and meningitis in early childhood." *Scottish Medical Journal* 4: 379–85.

——— (1973). "The versatility of the World Technique." *Projective Psychology* 18: 21–3.

——— (1975). "Expression of thoughts by means of the Lowenfeld sand tray 'World' material." In I. Jakab (ed.) *Transcultural Aspects of Psychiatric Art*: 188–92. Basel, Switzerland: Karger.

——— (1992). "The sand tray: Update 1970–1990." *British Journal of Projective Psychology* 37(2): 26–32.

*Reece, S.T. (in press). "Symbolic expression in Sandplay: The mound as healing image." In B. Caprio (ed.) *Sandplay: Coming of Age.* Paper presented at the Los Angeles Sandplay Association 1991 Conference.

*Reed, J.P. (1975). *Sand Magic Experience in Miniatures: A Non-verbal Therapy for Children.* Albuquerque: JPR Press.

*——— (1980). *Emergence: Essays on the Process of Individuation through Sand Tray Therapy, Art Forms and Dreams.* Nehalem, OR: self-published.

Rhinehart, L. and Engelhorn, P. (1986). "The sand tray dialog: The sand tray as an adjunctive tool." Seminar presented at the Annual Conference of the American Association of Art Therapy, Los Angeles, CA.

Rosenzweig, S., Bundas, L.E., Lumry, K. and Davidson, H.W. (1944). "An elementary syllabus of psychological tests." *The Journal of Psychology* 18: 9–40.

Rosenzweig, S. and Kogan, K. (1949). *Psychodiagnosis: An Introduction to the Integration of Tests in Dynamic Clinical Practice.* New York: Grune & Stratton.

Rosenzweig, S. and Shakow, D. (1937). "Play technique in schizophrenia and other psychoses." *American Journal of Orthopsychiatry* 7: 32–47.

*Ryce-Menuhin, J. (1983). "Sandplay in an adult Jungian psychotherapy." *British Journal of Projective Psychology and Personality Study* 28(2): 13–21.

*——— (1988). *The Self in Early Childhood.* London: Free Association Books.

沙盘游戏：过去、现在和未来

*—— (1992). *Jungian Sandplay: The Wonderful Therapy*. London: Routledge.

*Sandner, D. (1991). Preface. In R. Ammann, *Healing and Transformation in Sandplay*. La Salle, IL: Open Court.

*Sandu, M. (1978). "Feminine psyche: An initial investigation of archetypal constellations as projected in sandplay." Unpublished master's thesis, United States International University.

*Shaia, A. (1991). "Images in the sand: The initial sand worlds of men molested as children." Unpublished doctoral dissertation, California Institute of Integral Studies, San Francisco, CA.

*—— (1992). "When men are missing." *Northern California Sandplay Society Newsletter* Spring: 1–2.

*Shankle, J. (1980). "Brian's development: An application of sand tray therapy." Unpublished master's thesis/project, Pacific Oaks College, Pasadena, CA.

*Shepherd, S.T. (1992). "The birth of the dark child." *Journal of Sandplay Therapy* 1(2): 51–7.

*Sidoli, M. and Davies, M. (eds) (1988). *Jungian Child Psychotherapy: Individuation in Childhood*. London: Karnac Books.

*Signell, K.A. (1981). "The Sandplay process in a man's development: The use of Sandplay with men." In K. Bradway *et al.* (eds) *Sandplay Studies: Origins, Theory and Practice*: 101–31. San Francisco: C.G. Jung Institute. Republished (1990) Boston: Sigo Press.

Sjolund, M. (1981). "Play-diagnosis and therapy in Sweden: The Erica-method." *Journal of Clinical Psychology* 37(2): 322–5.

—— (1983). "A 'new' Swedish technique for play diagnosis and therapy: The Erica method." *Association for Play Therapy Newsletter* 2(1): 3–5.

*Spare, G.H. (1984) "Are there any rules? (Musings of a peripatetic Sandplayer)." In K. Bradway *et al.* (eds) *Sandplay Studies: Origins, Theory and Practice*: 195–208. San Francisco: C.G. Jung Institute. Republished (1990) Boston: Sigo Press.

*Stewart, C.T. (1981). "The developmental psychology of Sandplay." In K. Bradway *et al.* (eds) *Sandplay Studies: Origins, Theory and Practice*: 39–92. San Francisco: C.G. Jung Institute. Republished (1990) Boston: Sigo Press.

*Stewart, L.H. (1977). "Sandplay therapy: Jungian technique." In B.B. Wolman (ed.) *International Encyclopedia of Psychiatry, Psychology, Psychoanalysis, and Neurology* 6: 9–11. New York: Aesculapium.

*—— (1981). "Play and Sandplay." In K. Bradway *et al.* (eds) *Sandplay Studies: Origins, Theory and Practice*: 21–37. San Francisco: C.G. Jung Institute. Republished (1990) Boston: Sigo Press.

*—— (1982). "Sandplay and Jungian analysis." In M. Stein (ed.) *Jungian Analysis*: 204–18. La Salle, IL: Open Court.

Stewart, L.H. and Stewart, C.T. (1981). "Play, games and affects: A contribution toward a comprehensive theory of play." In A. Cheska (ed.) *Play as Context*: 42–52. West Point, NY: Leisure Press.

*Stone, H. (1980). Prologue. In D. Kalff, *Sandplay*. Santa Monica: Sigo Press.

Stone, L.J. (1959). "The Toy World Test." In O.K. Buros (ed.) *The Fifth Mental Measurements Yearbook*: 168–9. Highland Park, NJ: Gryphon.

*Sullwold, E. (1971). "Eagle eye." In H. Kirsch (ed.) *The Well-tended Tree*: 235–52. New York: G.P. Putnam's Sons.

*—— (1977). "Jungian child therapy." In B. Wolman (ed.) *International Encyclopedia of Psychiatry, Psychology, Psychoanalysis, and Neurology* 6: 242–6. New York: Aesculapium.

*—— (1982). "Treatment of children in analytical psychology." In M. Stein (ed.) *Jungian Analysis*: 235–55. La Salle, IL: Open Court.

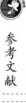

参
考
文
献

*——— (1989). "Clouds and the creative imagination." *Psychological Perspectives* 21: 12–29.

*——— (1990). Foreword. In K. Kiepenheuer, *Crossing the Bridge: A Jungian Approach to Adolescence*. La Salle: IL: Open Court.

*Sweig, T. (1988, November). "Is showing telling? Art therapy and Sandplay as treatment for dissociative disorders." Paper presented at the meeting of the American Art Therapy Association, Chicago, IL.

*Talamini, M. (1992). "Geometric forms in Sandplay therapy." *Archives of Sandplay Therapy* 5(2): 38–52.

*Tatum, J. (1991). Preface to Dora Kalff's "Introduction to Sandplay Therapy." *Journal of Sandplay Therapy* 1(1): 7–8.

*——— (1992a). Preface to Dora Kalff's "Significance of the hare in Reynard the Fox." *Journal of Sandplay Therapy* 1(2): 11–12.

*——— (1992b). "Clare Thompson: Reflections on the 'Sandtray World'." *Journal of Sandplay Therapy* 2(1): 67–74.

*Thompson, C.W. (1981). "Variations on a theme by Lowenfeld: Sandplay in focus." In K. Bradway *et al.* (eds) *Sandplay Studies: Origins, Theory and Practice*: 5–20. San Francisco: C.G. Jung Institute. Republished (1990) Boston: Sigo Press.

Traill, P. (1948). "Experiences with the use of the World Technique in clinical work with children." In M. Lowenfeld (ed.) *On the Psychotherapy of Children*: 74–8. London: E.T. Heron & Co. Ltd.

Traill, P. and Rowles, F. (1964). "Non-verbal 'thinking' in child psychotherapy." In M. Lowenfeld, P. Traill, and F. Rowles (eds) *The Non-verbal 'Thinking' of Children and its Place in Psychotherapy*. London: Institute of Child Psychology Ltd.

Tremlin, B. (1970). "From custodial care to therapeutic play." *Nursing Times* 66: 1144.

Ucko, L.E. (1967). "Early stress experiences mirrored in World Play Test at five years." *Human Development* 10: 107–27.

Urwin, C. and Hood-Williams, J. (1988). *Child Psychotherapy, War and the Normal Child*. London: Free Association Books.

Van-Zyl, D. (1977). "Traumatic birth symbolized in play therapy." *Journal of Primal Therapy* 4(2): 154–8.

*Vinturella, L. and James, R. (1987). "Sandplay: A therapeutic medium with children." *Elementary School Guidance and Counseling* 21(3): 229–38.

Volcani, Y., Stollak, G., Ferguson, L. and Benedict, H. (1982). "Sandtray play: children's fantasy play and parental caregiving perceptions." Paper presented at the Annual Meeting of the American Psychological Association (90th). Washington, DC.

*Watson, M. (undated). "Sandtray in education." Unpublished paper, San Francisco, CA.

*Weinrib, E.L. (1983a). *Images of the Self: The Sandplay Therapy Process*. Boston: Sigo Press.

*——— (1983b). "On delayed interpretation in Sandplay therapy." In *Arms of the Windmill*: 119–29. New York: C.G. Jung Foundation.

*——— (1987). "Sandplay: The shadow and the cross." In M.A. Mattoon (ed.) *The archetype of shadow in a split world: Proceedings of the Tenth International Congress for Analytical Psychology, Berlin, 1986*: 415–529. Einsiedeln, Switzerland: Daimon Verlag.

*——— (1989). "Sandplay Workshop." (Seminar notes.) Phoenix: Friends of C.G. Jung.

*——— (1991). "Diagram of the psyche." *Journal of Sandplay Therapy* 1(1): 48–53.

Wells, H.G. (1911). *Floor Games*. London: Palmer. Reprinted (1976) New York: Arno Press.

沙
盘
游
戏
：

过
去
、
现
在
和
未
来

Wenar, C. (1954). "The effects of a motor handicap on personality: II. The effects on integrative ability." *Child Development* 25: 278–94.
—— (1956). "The effects of a motor handicap on personality: III. The effects on certain fantasies and adjustive techniques." *Child Development* 27: 9–15.
*Zappacosta, J.D. (1992). "Healing our children: Divine energies in play." *Journal of Sandplay Therapy* 2(1): 59–65.
*Zarrow, S.D. (in press). "Taking the initiative in a less than perfect sandworld." In B. Caprio (ed.) *Sandplay: Coming of Age*. Paper presented at the Los Angeles Sandplay Association 1991 Conference.
*Zeller, D. (1979). "The sand tray." Unpublished master's thesis, California State University, Sonoma.

非英文

本部分参考文献包括所引用的用非英文发表的沙盘游戏文献。列入本清单的文献，包括文章、书籍和论文/学位论文，必须对一种技术进行过探索，这一技术使用三维的缩微模型和物品，它们被摆放在特定的空间里，如在一个容器内（例如，沙盘）、在桌面上，或在特定的地板空间上。完全针对沙盘游戏的文章用星号进行了标注。本清单没有包括高桥等（Takahashi，1990，1991a，1991b）列出的引用刊物文献。

*Akita, I. (1985). "Human relations disorder, 18-year-old female." In H. Kawai and Y. Yamanaka (eds) *Studies of Sandplay Therapy in Japan* II: 96–117. Commentator: S. Nishimura. Tokyo: Seishin-Shoboh.
*—— (1990a). "Sandplay therapy for a patient with hysteria who exhibited double personality: A case of identical twins." *Archives of Sandplay Therapy* 3(1): 3–13.
*—— (1990b). "Misa and Maria: A drama of an inner world of an 8-year-old girl who suffered from dream walking." *Archives of Sandplay Therapy* 3(1): 37–49.
*—— (1991). "Sandplay therapy without the use of toys: From a case of a girl with anorexia nervosa." *Archives of Sandplay Therapy* 4(2): 49–59.
*Ando, Y. (1990). "The Sandplay process in the case of a neurotic girl, expressed mainly by 'Ie' images" ('Ie': house, home or family in Japanese). *Archives of Sandplay Therapy* 3(2): 68–78.
*Aoki, S. (1982). "Tic, 6-year-old girl." In H. Kawai and Y. Yamanaka (eds) *Studies of Sandplay Therapy in Japan* I: 1–22. Commentator: Y. Okada. Tokyo: Seishin-Shoboh.
*Arakawa, Y. (1988). "On the process of Sandplay therapy for a girl with trichotillomania." *Archives of Sandplay Therapy* 1(1): 38–46.
*Araki, M. (1990). "A thought of traditional Japanese landscape: On movie 'Toki o Kakeru Shojo' (A Time Travelled Girl), and the landscape in Kamiichi and Shimoichi (Takehara-city)." *Archives of Sandplay Therapy* 3(1): 61–7.
Arthus, H. (1949). *Le Village: Test d'Activité créatrice*. Paris: Presses Universitaires de France.
*Baden, R. (1982). "School refusal with night terror, 8-year-old girl." In H. Kawai and Y. Yamanaka (eds) *Studies of Sandplay Therapy in Japan* I: 23–42. Commentator: J. Hayashi. Tokyo: Seishin-Shoboh.
Borecky, V. (1989). *Prostorove vyjadrene egocentrismu v konstruktivri mime-ticke hrs*. Prague: Academie.

*Bradway, K. (1992). "Aspekte der übertragung und co-übertragung in der Sand-spieltherapie." *Zeitschrift für Sandspiel Therapie* 1: 12–25.

Bühler, C. (1937). "Mouvement et intelligence." *Proceedings of the International Congress of Psychology* 8: 348–52.

*Burney, C. and Kawai, H. (1987). "Schizophrenic experience of a middle-aged woman." In H. Kawai and Y. Yamanaka (eds) *Studies of Sandplay Therapy in Japan* III: iii–xv. Tokyo: Seishin-Shoboh.

*Fukudome, R. (1992). "The process of changing mental attitude with security in the Sandplay therapy." *Archives of Sandplay Therapy* 5(2): 24–37.

*Haiamatsu, K. (1982). "School maladjustment, 11-year-old female." In H. Kawai and Y. Yamanaka (eds) *Studies of Sandplay Therapy in Japan* I: 65–85. Commentator: Y. Yamanaka. Tokyo: Seishin-Shoboh.

Harding, G. (1950). "Forslag till standardisering av lekmaterial for diagnostiskt och terapeutiskt bruk." *Nordisk Medecin* 43: 619–27.

—— (1965). *Leken son Avslojar.* Stockholm: Naturoch Kultur.

*Hayashi, K. (1987). "A case of aichmophobia, 17-year-old male." In H. Kawai and Y. Yamanaka (eds) *Studies of Sandplay Therapy in Japan* III: 26–47. Commentator: S. Nishimura. Tokyo: Seishin-Shoboh.

*Hayashi, S. (1991). "The study of emotional changes during the menstrual cycle." *Archives of Sandplay Therapy* 4(2): 3–14.

*Higashiyama, H. (1992). "Sandplay, dream, and play." *Archives of Sandplay Therapy* 5: 1–2.

*Hiraguchi, M. (1990). "Mari: A case of tic." *Archives of Sandplay Therapy* 3(1): 50–60.

*Hiramatsu, Y. (1992). "A case of a high school boy with vocal tic disorder." *Archives of Sandplay Therapy* 5(2): 13–23.

Hohn, E. (1964). "Spielerische Gestaltungsverfahren." In R. Heiss (ed.) *Handbuch der Psychologie: Psychologische Diagnostic* VI: 685–705. Gottingen: Verlag für Psychologie, C.J. Hogrefe.

*Hoshi, K. (1992). "Consideration on the expressing images and sex difference: Combativeness vs Pacifism." *Archives of Sandplay Therapy* 5(2): 85–94.

*Ikujima, H. (1982). "Anthropophobia, 20-year-old male." In H. Kawai and Y. Yamanaka (eds) *Studies of Sandplay Therapy in Japan* I: 145–59. Commentator: H. Kawai. Tokyo: Seishin-Shoboh.

*Inoue, K. (1990). "The process of Sandplay therapy of a male with duchenne type muscular dystrophy: Preparation for death." *Archives of Sandplay Therapy* 3(1): 14–25.

*Inoue, Y. (1972). "A case report on psychotherapy of a restless boy." *Archives of Counseling in Kyoto City Counseling Center* 6: 59–75.

*Iri, S. and Ohmori, K. (1990). "Changes of articles in Sandplay technique." *Japanese Bulletin of Art Therapy* 21: 71–80.

*Irie, S. (1987). "Remission process of a schizophrenic patient, 26-year-old male." In H. Kawai and Y. Yamanaka (eds) *Studies of Sandplay Therapy in Japan* III: 190–216. Commentator: H. Naniwa. Tokyo: Seishin-Shoboh.

*Ishikawa, S. (1992). "Cooperative Sandplay for a drug (thinner) abuse juvenile delinquent." *Archives of Sandplay Therapy* 5(2): 3–12.

*Ito, K. (1991). "Sandplay therapy process of a boy with tic." *Archives of Sandplay Therapy* 4(1): 28–37.

*Ito, Y. (1988). "On the depth of Sandplay expression: A sleeping boy." *Archives of Sandplay Therapy* 1(1): 3–16.

*Iwado, M. and Kimura, H. (1971). "A fundamental study on the Sandplay technique (2): Some expressions by gifted children in Sandplay." *Annual Report of the Science of Living* 19: 217–27.

沙盘游戏：

过去、现在和未来

*—— (1972). "A fundamental study on the Sandplay technique (3): Some expressions by the children of 3–5 years old." *Annual Report of the Science of Living* 20: 175–84.

*Iwado, M. and Nabikawa, M. (1970). "A fundamental study on the Sandplay technique." *Annual Report of the Science of Living* 18: 183–92.

*Kalff, D. (1966). *Sandspiel*. Zurich: Rascher. Later published (1972) in Japanese as *Sandplay Therapy of Kalff*. (O. Mitsugu and Y. Yasuhiro, trans., H. Kawai, supv.) Tokyo: Seishin-Shobou.

*—— (1969). "Das Sandspiel: Ein Beitrag aus der Sicht C.G. Jungs zur Kinderpsychotherapie." [The Sandplay: A contribution from C.G. Jung's point of view on child therapy.] In G. Bierman (ed.) *Handbuch der Kinderpsychotherapie*: 451–6. Munich/Basel: Ernst Reinhardt Verlag.

*—— (1978). "Eine kurze Einführung in die Sandspieltherapie." *Praxis der Psychotherapie* 23: 269–73. Heidelberg: Springer-Verlag. Translated into English by Kalff (1986) and presented to the International Society for Sandplay Therapy. Printed in English (1992) as "Introduction to Sandplay therapy." *Journal of Sandplay Therapy* 1(1): 7–15. (Reprinted in German (1992) as "Einführung in die Sandspieltherapie." *Zeitschrift für Sandspiel Therapie* 1: 7–11.)

*Kamei, T. (1982). "PSD; fever, 9-year-old male." In H. Kawai and Y. Yamanaka (eds) *Studies of Sandplay Therapy in Japan* I: 43–64. Commentator: H. Kohno. Tokyo: Seishin- Shoboh.

Kamp, L.N.J. and Kessler, E.S. (1971). "Le Test du Monde: Aspects développementaux d'une technique de jeu." *Revue de Neuropsychiatrie Infantile* 19(6): 295–322. Originally printed in English (1970) as "The World Test: Development aspects of a play technique." *The Journal of Child Psychology and Psychiatry* 11: 81–108.

*Kanno, S. (1982). "Depression, 23-year-old male." In H. Kawai and Y. Yamanaka (eds) *Studies of Sandplay Therapy in Japan* I: 185–204. Commentator: S. Nishimura. Tokyo: Seishin-Shoboh.

*Kataza, K. (1990). "Sandplay drama: The experimental application to a female student." *Archives of Sandplay Therapy* 3(2): 79–91.

*Kawai, H. (ed.) (1969). *Introduction to the Sandplay Technique*. Tokyo: Seishin-Shoboh.

*—— (1975). *Counseling and Humanity*. Tokyo: Sogen-sha.

—— (ed.) (1977). *Practice of Psychotherapy*. Tokyo: Seishin-Shoboh.

*—— (1982). "Introduction: Development of Sandplay therapy." In H. Kawai and Y. Yamanaka (eds) *Studies of Sandplay Therapy in Japan* I: iv–xviii. Tokyo: Seishin-Shoboh.

*—— (1985). "Introduction: On transference in Sandplay therapy." In H. Kawai and Y. Yamanaka (eds) *Studies of Sandplay Therapy in Japan* II: iii–xi. Tokyo: Seishin-Shoboh.

*—— (1988). "On the qualification of psychotherapist." *Archives of Sandplay Therapy* 1(1): 1–2.

*—— (1992). Vorwort. *Zeitschrift für Sandspiel-Therapie* 1(1): 3–5.

*Kawai, H., Nakamura, Y. and Akashi Society for the Study of Sandplay Therapy (1984). *Intellect of topos: The world of Sandplay therapy*, TBS Britannica.

*Kawai, H. and Tarigawa, S. (1979). *You Don't Need a Scalpel for the Soul*. Tokyo: Asahi Shauppan-Sha.

*Kawai, H. and Yamanaka, Y. (eds) (1982). *Studies of Sandplay Therapy in Japan* I. Tokyo: Seishin-Shoboh.

*—— (eds) (1985). *Studies of Sandplay Therapy in Japan* II. Tokyo: Seishin-Shoboh.

*—— (eds) (1987). *Studies of Sandplay Therapy in Japan* III. Tokyo: Seishin-Shoboh.

*Kikuchi, A. (1985). "Homosexual identity disorder, 20-year-old male." In H. Kawai and Y. Yamanaka (eds) *Studies of Sandplay Therapy in Japan* II: 118–38. Commentator: H. Ujihara. Tokyo: Seishin-Shoboh.

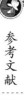

参考文献

*Kimura, H. (1982). "Enuresis nocturna, 11-year-old girl." In H. Kawai and Y. Yamanaka (eds) *Studies of Sandplay Therapy in Japan* I: 86–106. Commentator: A. Miki. Tokyo: Seishin-Shoboh.

*—— (1985). "Research: A study on points of view on Sandplay works." In H. Kawai and Y. Yamanaka (eds) *Studies of Sandplay Therapy in Japan* II: 183–217. Commentator: Y. Okada. Tokyo: Seishin-Shoboh.

*Kita, T. (1992). "Circular motion as the inner stability: The Sandplay therapy process for a young woman who suffered from depressive state." *Archives of Sandplay Therapy* 5(1): 74–84.

*Koume, S. (1990). "An attempt at Sandplay therapy in a psychiatric day care center." *Japanese Bulletin of Art Therapy* 21: 80–98.

*Kusas, M. and Honda, T. (1990). "Sandplay productions of alcoholics." *Japanese Bulletin of Art Therapy* 21: 107–16.

*Lowen-Seifert, S. (1992). "Übertragung–Gegenübertragung im Sandbild." *Zeitschrift für Sandspiel Therapie* 1: 26–37.

Lowenfeld, M. (1953). "Einige Grundzüge einer Kinder-Psychotherapie." *Psyche* 7: 208–16.

—— (1958). "La Tecnica del Mundo: un metodo objetivo para el estudio de la personalidad de ninos y adultos." *Revista de Psiquiatria y Psicologia Medica: IV Congreso Internacional de Psicoterapia*: 509. Barcelona.

—— (1969). "Die 'Welt'-Technik in der Kinderpsychotherapie." In G. Bierman (ed.) *Handbuch der Kinderpsychotherapie*: 442–51. Munich/Basel: Ernst Reinhardt Verlag.

Mabille, P. (1950). *La Technique du Test du Village*. Paris: Presses Universitaires de France. (Reprinted: Dufour, 1970.)

*Maeda, T. (1985). "Fear of death, anxiety, 9-year-old male." In H. Kawai and Y. Yamanaka (eds) *Studies of Sandplay Therapy in Japan* II: 53–73. Commentator: Y. Yamanaka. Tokyo: Seishin-Shoboh.

*Matsumoto, K. (1992). "A Sandplay process of a trichotilomanic girl." *Archives of Sandplay Therapy* 5(1): 51–61.

Meyer, H. (1957). *Das Weltspiel*. Bern: Hans Huber Publisher.

*Miki, A. (1977). *A Path to Self-realization*. Tokyo: Seishin-Shoboh.

*—— (1988). "A long journey with K (a schizophrenic)." *Archives of Sandplay Therapy* 1(1): 61–73.

*Miki, A., Mitsumoto, K. and Tanaka, C. (1991). *Experiences: Sandplay Therapy – Fundamentals and Practice of Sandplay*. Tokyo: Sanou-Shuppan.

*Miura, K. (1990). "A process of a playtherapy of a schoolphobic boy: On the process of 'exertion'." *Archives of Sandplay Therapy* 3(1): 26–36.

*Miyaki, Y. (1991). "On a psychotherapeutic process with a girl suffering from hysteria." *Archives of Sandplay Therapy* 4(1): 16–27.

*Miyashita, H. (1985). "Paralysis of all limbs after eclampsy, 27-year-old female." In H. Kawai and Y. Yamanaka (eds) *Studies of Sandplay Therapy in Japan* II: 139–59. Commentator: K. Higuchi. Tokyo: Seishin-Shoboh.

*Miyazaki, E. (1985). "Psychogenic contraction of visual field, 12-year-old female." In H. Kawai and Y. Yamanaka (eds) *Studies of Sandplay Therapy in Japan* II: 1–30. Commentator: H. Nakai. Tokyo: Seishin-Shoboh.

Monod, M. (1968). "De l'interprétation de la création projective dans le test de Rorschach, le test du Village et les tests thématiques chez l'enfant." In A. Friedemann, H. Phillipson, B. Scott and C. Williams (eds) *Rorschach Proceedings: VIIth International Congress of Rorschach and Other Projective Techniques, London*. Bern: Hans Huber Publisher.

沙盘游戏：过去、现在和未来

Monod, M. and Bidault, H. (1960). "Test de Rorschach et test du Village, technique d'investigation de la personnalité chez l'enfant." *Rorschachiana: Proceedings of the IVth International Rorschach Congress, Brussels*: 149–50. Bern: Hans Huber Publisher.

*Montecchi, F. and Navone, A. (1989). "Dora M. Kalff and the Sandplay." In C. Trombetta (ed.) *Psicologia Analitica Contemporanea (Contemporary Analytical Psychology)*. Milan, Italy: Fabbri Editorial Group.

*Moritani, H. (1990). "Applications of collage to psychotherapy, with comparisons with Sandplay." *Japanese Bulletin of Art Therapy* 21: 27–37.

Mucchielli, R. (1960). *Le Jeu du Monde et le Test du Village Imaginaire* (The World Game and the Imaginary Village Test). Paris: Presses Universitaires de France. (First chapter translated by John Hood-Williams.)

*Muramoto, K. (1990). "A case of a hysteric woman who produced inaccessible Sandplay works." *Archives of Sandplay Therapy* 3(2): 3–15.

*Murayama, M. (1982). "Adolescent crisis, 15-year-old girl." In H. Kawai and Y. Yamanaka (eds) *Studies of Sandplay Therapy in Japan* I: 128–44. Commentator: K. Higuchi. Tokyo: Seishin-Shoboh.

*Nagasawa, S. et al. (1966). *Sandplay Techniques*. Kyoto: Archives of Counseling City Centre.

*Nakano, T. (1987). "A difficult case of asthma bronchiale, 17-year-old male." In H. Kawai and Y. Yamanaka (eds) *Studies of Sandplay Therapy in Japan* III: 171–89. Commentator: H. Kohno. Tokyo: Seishin-Shoboh.

*Naniwa, H. (1969). "Case report of psychotherapy of a school phobia girl." *Archives of Counseling in Kyoto City Counseling Center* 3: 43–64 (English), 44–57 (Japanese).

*Nara, E. (1991). "Sandplay therapy for a junior high school refusal student." *Archives of Sandplay Therapy* 4(1): 38–47.

*Nishimura, S. (1972). "A case report on the play therapy process of a 4-year-old boy with separation anxiety." *Archives of Counseling in Kyoto City Counseling Center* 6: 231–7.

*—— (1992). "The great mother constellation has nourished Sandplay therapy." *Archives of Sandplay Therapy* 5(2): 1–2.

*Nishimura, Y. (1992). "The process of Sandplay therapy for a 12-year-old girl with school refusal and somatic complaints." *Archives of Sandplay Therapy* 5(1): 62–73.

*Oda, T. (1991). "Sandplay therapy and counter-transference." *Archives of Sandplay Therapy* 4(1): 1–2.

*Oda, T. and Okubo, Y. (1987). "A case of conversion hysteria and his nightmare, 10-year-old male." In H. Kawai and Y. Yamanaka (eds) *Studies of Sandplay Therapy in Japan* III: 119–39. Commentator: K. Higuchi. Tokyo: Seishin-Shoboh.

*Ogawa, K. (1991). "From sand tray technique to Sandplay therapy." *Archives of Sandplay Therapy* 4(2): 1–2.

*Oimatsu, K., Hamasaki, Y. and Tanaka, Y. (1991). "The center and the rage, as healing powers." *Archives of Sandplay Therapy* 4(2): 37–48.

*Okada, K. (1988). "Sandplay therapy for a handicapped child." *Archives of Sandplay Therapy* 1(1): 27–37.

*Okada, M. (1991). "A study of the stages of self-expression in the Sandplay works of an asthmatic girl." *Archives of Sandplay Therapy* 4(2): 15–23.

*—— (1984). *Basics of Sandplay Therapy*. Tokyo: Seishin Publications.

*Okada, Y. (1969) "A study of the Sandplay technique by means of the Semantic Differential Method." *The Japanese Journal of Clinical Psychology* 18: 151–63.

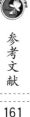

参考文献

*—— (1972). "A study of the Sandplay technique by means of spheres." *Kyoto University Research Studies in Education* 18: 231–44. (Fujii (1979) entitled this article "Studies on the Sandplay technique: A study on the area of the Sandplay picture.")

—— (1984). *Basics of Sandplay Therapy.* Tokyo: Seishin Publications.

*—— (1990). "Primal landscape and Sandplay therapy." *Archives of Sandplay Therapy* 3(2): 1–2.

*Okada, Y., Mori, S., Okudaira, N. and Bansho, A. (1988). "An investigation of inner world of Australian students by using Sandplay." *Archives of Sandplay Therapy* 1(1): 17–26.

*Okudaira, N. (1988). "On the Hakoniwa, the landscape in a box in Japan." *Archives of Sandplay Therapy* 1(1): 74–86.

*Ono, J. (1987). "Trichotillomania and acting out, 14-year-old female." In H. Kawai and Y. Yamanaka (eds) *Studies of Sandplay Therapy in Japan* III: 140–70. Com- mentator: H. Nakai. Tokyo: Seishin-Shoboh.

Pacheco, O. de A. (1951/2). "Os 'pequenos mundos' e o descentio das criancas com alteracoes de comportamento." *A Crianca Portuguesa* 11(1): 333–42.

—— (1951). "The 'Little Worlds' in Portugal." Paper presented at Thirteenth International Congress of Psychology, Stockholm.

*Saitoh, S. (1992). "A nomothetic study of the Sandplay characteristic of the children having difficulty attending school." *Archives of Sandplay Therapy* 5(1): 39–50.

*Sakata, Y. (1987). "A case of maladaptation at school, 7-year-old male." In H. Kawai and Y. Yamanaka (eds) *Studies of Sandplay Therapy in Japan* III: 48–70. Commentator: Y. Okada. Tokyo: Seishin-Shoboh.

*Satoh, M. (1985). "Obsessive compulsive neurosis, 11-year-old male." In H. Kawai and Y. Yamanaka (eds) *Studies of Sandplay Therapy in Japan* II: 74–95. Commentator: H. Naniwa. Tokyo: Seishin-Shoboh.

Segalen, J. (1968). "Développement de l'enfant et test du Village." In A. Friedemann, H. Phillipson, B. Scott and C. Williams (eds) *Rorschach Proceedings: VIIth International Congress of Rorschach and Other Projective Techniques, London*: 286–91. Bern: Hans Huber.

*Shimada, A. and Ishida, M. (1991). "When a psychosomatic patient faces to the sand box in Sandplay therapy." *Archives of Sandplay Therapy* 4(1): 3–15.

*Shimizu, S. (1987). "A case of hysteria, 10-year-old female." In H. Kawai and Y. Yamanaka (eds) *Studies of Sandplay Therapy in Japan* III: 99–118. Commentator: Y. Yamanaka. Tokyo: Seishin-Shoboh.

*Shimoyama, H. (1990). "The therapeutic meaning of the Sandplay therapy in terms of the relation-oriented hypothesis." *Archives of Sandplay Therapy* 3(2): 16–30.

*Suga, S. (1991). "Sandplay for a child of psychogenic visual disturbance." *Archives of Sandplay Therapy* 4(2): 24–36.

*Suga, S. and Hirai, K. (1982). "Elective mutism, 14-year-old male." In H. Kawai and Y. Yamanaka (eds) *Studies of Sandplay Therapy in Japan* I: 107–27. Commentator: H. Naniwa. Tokyo: Seishin-Shoboh.

*Takahashi, M. (1987). "An anthropophobiac 3-year-old girl." In H. Kawai and Y. Yamanaka (eds) *Studies of Sandplay Therapy in Japan* III: 3–25. Commentator: D. Kalff. Tokyo: Seishin-Shoboh.

*Takahashi, M., Okada, Y. and Bansho, A. (1990). "Literature of Sandplay therapy in Japan." *Archives of Sandplay Therapy* 3(2): 92–6.

*—— (1991a). "Literature on Sandplay therapy in Japan, 1978–84." *Archives of Sandplay Therapy* 4(1): 74–8.

*—— (1991b). "Literature on Sandplay therapy in Japan, 1985–8." *Archives of Sandplay Therapy* 4(2): 69–73.

沙
盘
游
戏
：

过
去
、

现
在
和
未
来

*Takano, S. (1982). "Schizophrenia, 21-year-old male." In H. Kawai and Y. Yamanaka (eds) *Studies of Sandplay Therapy in Japan* I: 164–84. Commentator: H. Nakai. Tokyo: Seishin-Shoboh.

*—— (1985). "Schizophrenic with frame-emphasizing-tray, 28-year-old male." In H. Kawai and Y. Yamanaka (eds) *Studies of Sandplay Therapy in Japan* II: 160–82. Commentator: A. Miki. Tokyo: Seishin-Shoboh.

*—— (1987). "Therapeutic approach to a borderline case, 16-year-old female." In H. Kawai and Y. Yamanaka (eds) *Studies of Sandplay Therapy in Japan* III: 71–89. Commentator: A. Miki. Tokyo: Seishin-Shoboh.

*—— (1988). "On the process of Sandplay therapy of the case of a battered isolated child." *Archives of Sandplay Therapy* 1(1): 47–60.

*Tanaka, S. (1990). "The centralization and reconstitution of the inner cosmology in the Sandplay therapy." *Archives of Sandplay Therapy* 3(2): 57–67.

*Taniguchi, F. (1990). "On the process of Sandplay therapy for the case of alopecia areata, employing hypnosis and autogenic training." *Archives of Sandplay Therapy* 3(2): 31–43.

*Toyoshima, K. (1985). "Asthma as an attachment disorder, 8-year-old male." In H. Kawai and Y. Yamanaka (eds) *Studies of Sandplay Therapy in Japan* II: 31–52. Commentator: H. Kohno. Tokyo: Seishin-Shoboh.

*Tsukada, Y. (1991). "A case of aerophagia." *Archives of Sandplay Therapy* 4(1): 48–58.

van Wylick, M. (1936). *Die Welt des Kindes in seiner Darstellung*. Vienna: Josef Eberle.

von Staabs, G. (1969). "Die Rolle des Scenotests in der Kinderpsychotherapie." In E. Reinhardt (ed.) *Handbuch der Kinderpsychotherapie*: 456–63. Munich/Basel: Ernst Reinhardt Verlag.

*Weinrib, E. (1992). "Der Schatten und das Kreuz." *Zeitschrift für Sandspiel Therapie* 1: 38–45.

*Yamanaka, Y. (1981). "Multi-dimensional expression therapy and its application on a case of anorexia nervosa." In V. Andreori (ed.) *The Pathology of Non-verbal Communications*: 359. Milan: Masson Italia Editori.

*—— (1982). "Depressive hypochondriasis, 72-year-old female." In H. Kawai and Y. Yamanaka (eds) *Studies of Sandplay Therapy in Japan* I: 205–22. Tokyo: Seishin-Shoboh.

*—— (1990). "A great 'psyche' passed away: An essay on the Worldtest–Sandspiel–Hakoniwa-ryoho." *Archives of Sandplay Therapy* 3(1): 1–2.

*—— (1991). "Von der 'Aggressiv-Regression' zur 'Selbstfindung': 'Dota der Hundebeisser,' 8 jahre. alt." *Archives of Sandplay Therapy* 4(2): 60–8.

*Yoshisue, M. (1990). "Sandplay for a neurotic child." *Archives of Sandplay Therapy* 3(2): 44–56.

Zust, R. (1963). *Das Dorfspiel*. Bern, Switzerland: Hans Huber Publisher.

参考文献

163

国际沙盘游戏治疗学会关于沙盘游戏中的象征或理论的论文

　　以下论文是捐赠给国际沙盘游戏治疗学会（创立者：多拉·卡尔夫）的，只有国际沙盘游戏治疗学会的会员才可以阅览。在旧金山的荣格研究院中可以阅览部分选录的论文。

Amatruda, K. (1984). "Psychological interventions in physical illness – The Sandplay Test: Assessing a dying child's awareness of death." Unpublished paper for Saybrook Institute. Donated to the C.G. Jung Institute of San Francisco.

Baum, N. (1987). "The multi-focal approach." Unpublished manuscript donated to the Archives of the Dora Kalff International Society for Sandplay Therapy.

—— (1988a). "The significance of the therapeutee's attitude towards Sandplay therapy." Unpublished manuscript donated to the Archives of the Dora Kalff International Society for Sandplay Therapy.

—— (1988b). "Sandplay with dually diagnosed children: Its validity for the development of the self." Unpublished manuscript donated to the Archives of the Dora Kalff International Society for Sandplay Therapy. Identical manuscript donated to the C.G. Jung Institute of San Francisco as: "Sandplay therapy with mentally retarded individuals with severe emotional or psychiatric disorders (dual diagnosis)."

Bobo, L.V. (1990). "The Heart." Unpublished manuscript donated to the C.G. Jung Institute of San Francisco.

Burney, C. (1983). "Transformation and Sandplay." (Transcribed and edited by S. Shepherd from a tape recording made at the Journey into Wholeness Conference, Saint Simon's Island, Georgia.) Unpublished manuscript donated to the C.G. Jung Institute of San Francisco.

Capitolo, M. (1990). "The dark goddesses: An encounter with the dark feminine." Unpublished manuscript donated to the Archives of the Dora Kalff International Society for Sandplay Therapy.

Dexter, S.S. (1989a). "The child in development process." Unpublished manuscript donated to the Archives of the Dora Kalff International Society for Sandplay Therapy and the C.G. Jung Institute of San Francisco.

—— (1989b). "The importance of play." Unpublished manuscript donated to the Archives of the Dora Kalff International Society for Sandplay Therapy and the C.G. Jung Institute of San Francisco.

Gradwell, L.E. (1989). "The mermaid." Unpublished manuscript donated to the Archives of the Dora Kalff International Society for Sandplay Therapy and the C.G. Jung Institute of San Francisco.

Jackson, B. (1991a). "The symbolism of the candle in Sandplay." Unpublished manuscript donated to the C.G. Jung Institute of San Francisco.

—— (1991b). "Treasure in Sandplay." Unpublished manuscript donated to the C.G. Jung Institute of San Francisco.

Johnson, H.H. (1991). "Sandplay therapy and the autistic child: A research study." Unpublished manuscript donated to the C.G. Jung Institute of San Francisco.

Macnofsky, R.S. (1986). "Jung: The symbol of the mandala: A resource paper for Sandplay." Unpublished manuscript donated to the C.G. Jung Institute of San Francisco.

Miriello, B.A. (1991). "Mirror symbology and Sandplay therapy." Unpublished manuscript donated to the C.G. Jung Institute of San Francisco.

Nyman, N.W. (1984). "An exploration of non-verbal expression in childhood: Child art and Sandplay." Unpublished paper prepared for School of Social Welfare, University of California, Berkeley. Donated to the C.G. Jung Institute of San Francisco.

Rowland, L. (1989a). "Sandplay: A medium for Apollo's gift of wholeness." Unpublished manuscript donated to the Archives of the Dora Kalff International Society for Sandplay Therapy and the C.G. Jung Institute of San Francisco.

—— (1989b). "Sandplay process and the manifestation of wholeness through the archetype of Apollo." Unpublished manuscript donated to the Archives of the Dora Kalff International Society for Sandplay Therapy and the C.G. Jung Institute of San Francisco.

沙盘游戏：过去、现在和未来

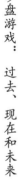

Shepherd, S. (1986). "Tibetan chakras: Patterns of the psyche." Unpublished manuscript donated to the Archives of the Dora Kalff International Society for Sandplay Therapy and the C.G. Jung Institute of San Francisco.

Talamini, M. (1989). "Ricerca teorica su strutture spaziali e forme geometriche nella 'Sandplay Therapy'." Unpublished manuscript donated to the Archives of the Dora Kalff International Society for Sandplay Therapy.

Zarrow, S.D. (1990). "Explication of the Sandplay figure Bodhidarma, its history and meaning: A search for understanding; Why the Bodhidarma figure appeared concurrently in my personal Sandplay work and in the Sandplay of three of my patients." Unpublished manuscript donated to the C.G. Jung Institute of San Francisco.

国际沙盘游戏治疗学会的最终个案报告

为了达到国际沙盘游戏治疗学会的认证要求，最终的个案报告必须被提交到国际沙盘游戏治疗学会的档案馆。只有国际沙盘游戏治疗学会的会员才可以阅览这些个案报告。在旧金山的荣格研究院中可以阅览部分选录的个案报告。

Amatruda, K. (1986). "Jacqui: Treatment of a young adolescent girl using Sandplay therapy." Unpublished manuscript donated to the Archives of the Dora Kalff International Society for Sandplay Therapy and to the C.G. Jung Institute of San Francisco.

Bath, L. (1986). "Case presentation to the Dora Kalff International Sandplay Society." Unpublished manuscript donated to the Archives of the Dora Kalff International Society for Sandplay Therapy and the C.G. Jung Institute of San Francisco.

Baum, N. (1987). "Sandplay: The therapeutic process of a mentally retarded young woman." Unpublished manuscript donated to the Archives of the Dora Kalff International Society for Sandplay Therapy and the C.G. Jung Institute of San Francisco.

Bayley, A.G. (1988). "Beginning work with Sandplay." Unpublished manuscript donated to the Archives of the Dora Kalff International Society for Sandplay Therapy.

Ben-Yehuda, L. (1991). "The American hero: Sandplay of a 10-year-old boy." Unpublished manuscript donated to the Archives of the Dora Kalff International Society for Sandplay Therapy and the C.G. Jung Institute of San Francisco.

Berghes, A. (1988). "A case study." Unpublished manuscript donated to the Archives of the Dora Kalff International Society for Sandplay Therapy.

Bianchi, F. (1989). "The woman of snakes." Unpublished manuscript donated to the Archives of the Dora Kalff International Society for Sandplay Therapy.

Blotto, W. (1987). "Anxiety neurosis in an 8-year-old girl." Unpublished manuscript donated to the Archives of the Dora Kalff International Society for Sandplay Therapy.

Bobo, L.V. (1989). "Sandplay: Paradise found." Unpublished manuscript donated to the Archives of the Dora Kalff International Society for Sandplay Therapy and the C.G. Jung Institute of San Francisco.

Bradway, K. (1986). "Kathy, a 10-year-old girl with dyslexia." Unpublished

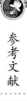

参考文献

manuscript donated to the Archives of the Dora Kalff International Society for Sandplay Therapy. Identical manuscript donated to the C.G. Jung Library in San Francisco as: "Sandplay with a 10-year-old girl with dyslexia."

Capitolo, M. (1992). "Sandplay with a 36-year-old male: A search for the natural self." Unpublished manuscript donated to the Archives of the Dora Kalff International Society for Sandplay Therapy and the C.G. Jung Institute of San Francisco.

Carduccim, P. (1988). "The case of 'J': Alchemical initiation in the realm of matter." Unpublished manuscript donated to the Archives of the Dora Kalff International Society for Sandplay Therapy.

Chambers, L. (1987). "Tommy: A case in Sandplay." Unpublished manuscript donated to the Archives of the Dora Kalff International Society for Sandplay Therapy and the C.G. Jung library in San Francisco.

Cunningham, L. (1986). "A 5-year-old girl's process in Sandplay." Unpublished manuscript donated to the Archives of the Dora Kalff International Society for Sandplay Therapy.

De Darel, C. (1989). "The case study of a 7-year-old boy." Unpublished manuscript donated to the Archives of the Dora Kalff International Society for Sandplay Therapy.

Dexter, S.S. (1989). "Sandplay: Let the silent child speak." Unpublished manuscript donated to the Archives of the Dora Kalff International Society for Sandplay Therapy and the C.G. Jung Institute of San Francisco.

Fluckiger, J. (1990). "Monica: Weibliche Ich-entwicklung im Sandspielprozess." Unpublished manuscript donated to the Archives of the Dora Kalff International Society for Sandplay Therapy.

Friedman, H. (1986). "Sandplay: A rite of passage into womanhood." Unpublished manuscript donated to the Archives of the Dora Kalff International Society for Sandplay Therapy and the C.G. Jung Institute of San Francisco.

Gabriellini, G. (1986). "Case history." Unpublished manuscript donated to the Archives of the Dora Kalff International Society for Sandplay Therapy.

Garzonio, M. (1987). "Salvatore's story: the man who mistook his girlfriend for a rock." Unpublished manuscript donated to the Archives of the Dora Kalff International Society for Sandplay Therapy.

Gassmann, R. (1990). "Marcel: Die Beschreibung einer Sandspieltherapie." Unpublished manuscript donated to the Archives of the Dora Kalff International Society for Sandplay Therapy.

Gradwell, L.E. (1989). "Allison: Treatment of a young girl using Sandplay Therapy." Unpublished manuscript donated to the Archives of the Dora Kalff International Society for Sandplay Therapy and the C.G. Jung Institute of San Francisco.

Jackson, B. (1991). "Sandplay with a 6-year-old girl healing a mother–daughter wound." Unpublished manuscript donated to the Archives of the Dora Kalff International Society for Sandplay Therapy and the C.G. Jung Institute of San Francisco.

Johnson, H.H. (1991). "Sandplay therapy with a 7-year-old boy exhibiting a severe anxiety disorder: A case study." Unpublished manuscript donated to the Archives of the Dora Kalff International Society for Sandplay Therapy.

Kawai, H. (1986). "A case of chronic depression." Unpublished manuscript donated to the Archives of the Dora Kalff International Society for Sandplay Therapy.

Larsen, C. (1983). "Linda W.: Case study of an emotionally disturbed child with symptoms of trichotillomania." Unpublished manuscript donated to the Archives of the Dora Kalff International Society for Sandplay Therapy.

Lowen-Seifert, S. (1986). "Die Therapie eines elektiv mutistischen Mädchens aus symbolischer Sicht." Unpublished manuscript donated to the Archives of the Dora Kalff International Society for Sandplay Therapy.

Macnofsky, R.S. (1986). "Living now: A Sandplay presentation." Unpublished

沙盘游戏：过去、现在和未来

manuscript donated to the Archives of the Dora Kalff International Society for Sandplay Therapy.

Marinucci, S. (1986). "Case history." Unpublished manuscript donated to the Archives of the Dora Kalff International Society for Sandplay Therapy.

Markell, M.J. (1987). "Elizabeth: Sandplay, the process of a 42-year-old woman artist." Unpublished manuscript donated to the Archives of the Dora Kalff International Society for Sandplay Therapy and the C.G. Jung Institute of San Francisco.

Mazzarella, A. (1987). "The story of Bianca." Unpublished manuscript donated to the Archives of the Dora Kalff International Society for Sandplay Therapy.

Miriello, B.A. (1991). "Sandplay series: Case study, Ms Y." Unpublished manuscript donated to the Archives of the Dora Kalff International Society for Sandplay Therapy and the C.G. Jung Institute of San Francisco.

Mitchell, R.R. (1992). "Sandplay: one hero's journey, preadolescent male." Unpublished manuscript donated to the Archives of the Dora Kalff International Society for Sandplay Therapy and the C.G. Jung Institute of San Francisco.

Montecchi, F. (1986). "Silvia's case." Unpublished manuscript donated to the Archives of the Dora Kalff International Society for Sandplay Therapy.

Nagliero, G. (1987). "A clinical case." Unpublished manuscript donated to the Archives of the Dora Kalff International Society for Sandplay Therapy.

Navone, A. (1986). "The case of Giovanna." Unpublished manuscript donated to the Archives of the Dora Kalff International Society for Sandplay Therapy.

Nissim, S. (1990). "Il percorso di Anna." Unpublished manuscript donated to the Archives of the Dora Kalff International Society for Sandplay Therapy.

Noyes, M. (1990). "Fire, blood and sand: A spiritual journey." Unpublished manuscript donated to the Archives of the Dora Kalff International Society for Sandplay Therapy and the C.G. Jung Institue of San Francisco.

Oda, T. (1982). "Sandplay therapy to a female patient who has been suffering from hallucinations." Unpublished manuscript donated to the Archives of the Dora Kalff International Society for Sandplay Therapy.

Rise, C. (1990). "La costruzione della relazione dopo la tossicodipendenza." Unpublished manuscript donated to the Archives of the Dora Kalff International Society for Sandplay Therapy.

Rowland, L. (1989). "Sandplay: A child's path to wholeness." Unpublished manuscript donated to the Archives of the Dora Kalff International Society for Sandplay Therapy and the C.G. Jung Institute of San Francisco.

Ryce-Menuhin, J. (1986). "A sonata in the sand." Unpublished manuscript donated to the Archives of the Dora Kalff International Society for Sandplay Therapy.

Selzam, U. (1988). "Falldarstellung." Unpublished manuscript donated to the Archives of the Dora Kalff International Society for Sandplay Therapy.

Shepherd, S. (1987). "Celina: A Sandplay case study." Unpublished manuscript donated to the Archives of the Dora Kalff International Society for Sandplay Therapy and the C.G. Jung Institute of San Francisco.

Stern, M. (1986). "Verlaufsbericht von einem psychologischen Selbsterfahrungsprozess am Sandkasten." Unpublished manuscript donated to the Archives of the Dora Kalff International Society for Sandplay Therapy.

Talamini, M. (1989). "Processo di un io bisognoso per raggiungere il se originario." Unpublished manuscript donated to the Archives of the Dora Kalff International Society for Sandplay Therapy.

Tortolani, D. (1986). "About the primal mysteries of the feminine in a case of ideopathic obesity." Unpublished manuscript donated to the Archives of the Dora Kalff International Society for Sandplay Therapy.

参考文献

Weinrib, E.G. (1989). "Sandplay illustrating the resolution of a father complex in an adult male." Unpublished manuscript donated to the Archives of the Dora Kalff International Society for Sandplay Therapy and the C.G. Jung Institute of San Francisco.

Weinrich, A.K.H. (1989). "A woman's intrapsychic search for the masculine." Unpublished manuscript donated to the Archives of the Dora Kalff International Society for Sandplay Therapy.

Weller, B. (1987). "Timmy: Journey of a small hero." Unpublished manuscript donated to the Archives of the Dora Kalff International Society for Sandplay Therapy and the C.G. Jung Institute of San Francisco.

Yamanaka, Y. (1985). "A case study of anorexia nervosa by Sandplay with mutual scribbling." Unpublished manuscript donated to the Archives of the Dora Kalff International Society for Sandplay Therapy.

Zarrow, S.D. (1990). "Funeral face: A Sandplay case study of a 40-year-old man." Unpublished manuscript donated to the Archives of the Dora Kalff International Society for Sandplay Therapy and the C.G. Jung Institute of San Francisco.

沙盘游戏录像带及录音带

Bradway, K. (1979). "The sacred place in Sandplay." (Audiotape) Presentation to Analytical Psychology Club of San Francisco. Available from the C.G. Jung Institute, San Francisco, CA.

—— (1988). *Sandplay* (Videotape). Produced by Paula Kimbro. Available from the C.G. Jung Institute, San Francisco, CA.

—— (1990). *Sandplay turtles and the transitional object* (Videotape). Produced by Paula Kimbro. Available from the C.G. Jung Institute, San Francisco, CA.

Dundas, E. (1991). *Sandplay training, I & II* (Videotapes). Available from Evalyn Dundas, 2315 Gloria St., El Cerrito, CA 94530. (415) 234–9601.

Friedman, H. (1986). "Sandplay: An approach to the child's unconscious." (Audiotape). Available from C.G. Jung Institute, Los Angeles, CA.

—— (1989). "Images of childhood loss" (Audiotape). Available from C.G. Jung Institute, Los Angeles, CA.

—— (1990). "The mother goddess" (Audiotape). Paper presented at the Los Angeles Analytical Psychology Club Lecture Series. Available from C.G. Jung Institute, Los Angeles, CA.

—— (1992). *Young girl's passage into womanhood* (Videotape). Unpublished paper presented at San Rafael Conference. Available from C.G. Jung Institute, Los Angeles, CA.

Henderson, J. (1991). "The alchemy of Sandplay" (Audiotape). San Francisco C.G. Jung Institute Conference: Earth, Air, Fire, Water: Transformation in the Sand. Available from C.G. Jung Institute, San Francisco.

Kalff, D. (c1972). *Sandspiel* (16mm film). Directed and produced by Peter Ammann. Videotaped (1985). Available from C. G. Jung Institute, Los Angeles, CA.

—— (1979). "Sandplay: Mirror of the child's psyche" (Audiotape). Available from C.G. Jung Institute, Los Angeles, CA.

—— (July, 1984). "The four stages of birth" (Audiotapes 1 & 2). Zurich: Unex.

—— (1988). *Beyond the shadow . . . Sandplay therapy* (Videotape). Recorded at the International Transpersonal Conference, Santa Rosa, CA. Produced by Conference Recording Service. Available from C.G. Jung Institute, San Francisco, CA.

沙盘游戏：过去、现在和未来

Los Angeles Sandplay Association (1991). *First Los Angeles Sandplay Association Conference* (Videotape). Conference proceedings, November 2. Available from C.G. Jung Institute, Los Angeles, CA.

Macnofsky, S. (1987). "Beyond the spoken word: Sandplay and art" (Audiotape). San Diego: Friends of Jung. Available from the C.G. Jung Institute, Los Angeles.

Matthews, M.A. (1989). "Alienation and the continuing search for intimacy" (Audiotape). Available from C.G. Jung Institute, Los Angeles, CA.

Oaklander, V. (1987). *Atypical Sandplay session* (Videotape).

San Francisco C.G. Jung Institute (1991). "Earth, Air, Water, Fire: Transformation in the Sand" (Audiotape). Conference proceedings, September 21–2.

The Dr Margaret Lowenfeld Trust (1990). *The legacy of Margaret Lowenfeld* (Videotape). Available from Community Video Productions, 13 Arcadia Rd, Old Greenwich, CT 06870, USA.

Zeller, D. (1986). *On Sandplay* (Videotape). Self-produced. Available from C.G. Jung Institute, Los Angeles, CA.

参考文献

169

图书在版编目（CIP）数据

沙盘游戏：过去、现在和未来 /（美）瑞·罗杰斯·米切尔（Rie Rogers Mitchell），（美）哈里特·S. 弗里德曼（Harriet S. Friedman）著；张敏，高超，宋斌译 . —北京：中国人民大学出版社，2016.9

书名原文：Sandplay：Past，Present & Future

ISBN 978-7-300-23386-4

Ⅰ.①沙… Ⅱ.①瑞… ②哈… ③张… ④高… ⑤宋… Ⅲ.①精神疗法-研究 Ⅳ.①R749.055

中国版本图书馆 CIP 数据核字（2016）第 228443 号

心灵花园：沙盘游戏与艺术心理治疗丛书

主编　申荷永

沙盘游戏

过去、现在和未来

[美] 瑞·罗杰斯·米切尔（Rie Rogers Mitchell）　　　著
哈里特·S. 弗里德曼（Harriet S. Friedman）

张　敏　高　超　宋　斌　译

武　敏　审校

Shapan Youxi

出版发行	中国人民大学出版社	
社　　址	北京中关村大街 31 号	**邮政编码** 100080
电　　话	010 - 62511242（总编室）	010 - 62511770（质管部）
	010 - 82501766（邮购部）	010 - 62514148（门市部）
	010 - 62515195（发行公司）	010 - 62515275（盗版举报）
网　　址	http://www.crup.com.cn	
经　　销	新华书店	
印　　刷	天津中印联印务有限公司	
规　　格	170 mm×240 mm　16 开本	**版　　次** 2017 年 2 月第 1 版
印　　张	12.25 插页 1	**印　　次** 2022 年 11 月第 5 次印刷
字　　数	167 000	**定　　价** 48.00 元